U0148241

中华钩活术

钩活骨减压术

主编　魏玉锁　魏乐

全国百佳图书出版单位
中国中医药出版社
·北 京·

图书在版编目（CIP）数据

中华钩活术钩活骨减压术 / 魏玉锁，魏乐主编 . --
北京：中国中医药出版社，2024.3
ISBN 978-7-5132-8679-4

Ⅰ . ①中… Ⅱ . ①魏… ②魏… Ⅲ . ①针刀疗法
Ⅳ . ① R245.31

中国国家版本馆 CIP 数据核字（2024）第 054631 号

中国中医药出版社出版

北京经济技术开发区科创十三街 31 号院二区 8 号楼
邮政编码　100176
传真　010-64405721
河北新华第二印刷有限责任公司印刷
各地新华书店经销

开本 787×1092　1/16　印张 8.75　字数 181 千字
2024 年 3 月第 1 版　2024 年 3 月第 1 次印刷
书号　ISBN 978 - 7 - 5132 - 8679 - 4

定价　58.00 元
网址　www.cptcm.com

服 务 热 线　010-64405510
购 书 热 线　010-89535836
维 权 打 假　010-64405753

微信服务号　zgzyycbs
微商城网址　https://kdt.im/LIdUGr
官 方 微 博　http://e.weibo.com/cptcm
天猫旗舰店网址　https://zgzyycbs.tmall.com

如有印装质量问题请与本社出版部联系（010-64405510）

内容提要

本书主要阐述钩活骨减压术基本理论与治疗骨内高压症引起的静息痛、顽固痛、功能障碍等，主要内容共5章，包括概论、腧穴与针具、理论与操作、四肢关节骨疾病、脊柱关节骨疾病。详细介绍了钩活骨减压术形成与发展的过程，钩活骨减压术特定骨减压腧穴的选择原理与腧穴特点，一次性使用钩活术钩鍉针刺探针的针具特点与临床应用，对四肢关节骨疾病和脊柱关节骨疾病，详细阐述了钩活骨减压术的适应证、禁忌证、术前检查、施术标准、施术过程、穴序与疗程、注意事项、预防、病案举例。钩活骨减压术利用一次性使用钩活术钩鍉针刺探针对骨进行治疗，是钩活术技术的一个组成部分，体现了技术规范、高效、绿色、安全的特点及优势。本书内容实用，针对性强，论述客观严谨，供广大从事中医临床工作的医务人员尤其是钩活术流派的操作者参考。

前　言

钩活骨减压术是钩活术钩鍉针技术的一个组成部分。国家中医药管理局出版的《中医医疗技术手册（2013年普及版）》认定钩活术钩鍉针技术即钩针技术属中医微创类技术，钩活术技术包括钩活术、钩活骨减压术、钩活外口软减术及其他钩活类技术。在传统骨减压针具的基础上创新研制出钩活骨减压针，2010年该法应用于临床。针具、理论、操作在不断地发展，至2023年5月钩活骨减压术的针具发展为一次性使用钩活术钩鍉针刺探针（冀械注准20232020197），河北省医保局于2020年9月17日发文（冀医保字〔2020〕45号，中医项目编码：470000018），钩活骨减压术医保收费价格项目立项，标志着钩活术硬组织减压治疗得到政府批准，技术名称为钩活骨减压术。久病成瘀、顽痛在骨、骨内瘀血，中西医理论成为钩活骨减压术的理论依据。2022年5月，钩活骨减压术操作规范等团体标准《钩活骨减压术操作规范（T/CARDTCM 007—2022）》《一次性钩活术钩鍉针使用标准（T/CARDTCM 008—2022）》《中医微创钩针（钩活术）技术感染预防与控制指南（T/CARDTCM 009—2022）》出台，为《钩活骨减压术》的出版打下良好基础。

本书内容包括：①概论。钩活骨减压术发展历程，钩活骨减压术定义、专利、物价、病例汇总、疗程与前景展望。②腧穴与针具。钩活骨减压腧穴的定位、解剖、主治；针具的发生、发展、传承、创新、命名、工作原理、注意事项及一次性使用钩活术钩鍉针刺探针的优势特点。③理论与操作。名词术语、不及与太过理论、适应证、禁忌证、穴序、体位、操作步骤、疗效评价和病历书写。④临床与病案。四肢关节退变性疾病、股骨头无菌性坏死、椎管狭窄等骨内高压症的术前检查、施术标准、注意事项及病案。本书内容反映了钩活骨减压术的中医创新内容，使中医药文化更加丰富多彩。

赵晓明、国凤琴为本书出版做了大量工作，在此表示感谢！由于作者水平有限，书中不足或不当之处，恳请专家、医界同仁和读者给予宝贵的意见和建议，以便再版时完善。

魏玉锁　魏乐

石家庄真仁中医钩活术总医院

2024 年 3 月

目录

第一章　概　论

　　钩活骨减压术是以治疗疼痛麻木和功能障碍为目的的一种无菌操作技术。钩活骨减压术以中医理论为指导，辨证施治，结合解剖学、影像学、骨伤科学、骨膜学、生物力学、疼痛治疗学，应用一次性使用钩活术钩鍉针刺探针，在相应腧穴进行钻骨和抽瘀，运用触骨法、刺骨法、钻骨法、抽瘀法四法联合治骨止痛技术，加速骨内外血液循环，进而调整骨内外张力、压力。该操作主要用于治疗因骨坏死、脊柱及四肢骨关节退变引起骨内高压症所致的静息痛、顽固痛、功能障碍。

　　根据国家中医药管理局和中医医疗技术协作组编写《中医医疗技术手册（2013 普及版）》第七篇"中医微创技术·总论"中"骨减压术"内容和"钩针技术"内容，钩活骨减压术属于中医微创技术钩针技术的范围。钩活术技术是利用专利钩鍉针（软组织钩鍉针、硬组织钩鍉针），以中医理论为指导辨证施治，结合解剖学、影像学、骨伤科学、骨膜学、软组织外科学、生物力学、疼痛治疗学等学科，运用钩提法、分离法、捣划法、触骨法、钻骨法对相应腧穴进行钩、割、挑、刺、推、钻、弹、剥、捣、抽等治疗，通过钩治法、割治法、挑治法、针刺法、放血法达到减压、减张、疏松、温补、平衡为目的的无菌操作技术。根据治疗的深度，在软组织层面实施钩活术，直达神经根管外口为钩活外口软减术；穿过软组织，直接深达骨面和骨内，为钩活骨减压术。虽然深度、部位、组织的不同，但都属于利用钩式（弧形）针具，或在内窥镜（钩活镜）及影像设备直视下进行钩活治疗，甚至为达到较大的钩活松解度，摘除部分组织的钩活术（类）技术。

　　钩针技术 = 钩活术技术 = 钩活术（类）技术，这是钩活术（类）技术的定义，包括钩活术、钩活骨减压术、钩活外口软减术（借助影像设备 C 型臂）、钩活镜微创手术（借助内窥镜）等钩活类治疗或手术。

　　钩活术技术是中医针灸学传承创新的结晶，针灸是针刺与艾灸的合称。广义的针灸学包括针法和灸法，针法包括钩治法、割治法、挑治法、针刺法、放血法等，中医利用的针具从古九针、新九针到钩鍉针（钩九针），是中医针具不断创新发展的结果，所以钩活术技术中钩活骨减压术是中医针灸学传承创新技术。

　　钩活术技术的特点是在新（魏氏）夹脊穴、钩活骨减压穴、骨关节特定穴、华佗夹脊穴、阿是穴、十二正经穴、奇经八脉穴、经外奇穴等穴位点，根据不同部位采用不同型号的钩鍉针治疗，通过钩、割、挑、刺、推、钻、弹、剥、捣、抽，达到软组织、硬组织减压减张、疏通松解，建立（皮、肉、筋、骨）四维平衡，钝性与锐性、曲线与直线、触骨与钻骨、推进与抽出、减压与减张、软组织与硬组织组合性治疗；多种针具（90 型）、多种治法、多种组合、靶点明确、定位尺测量、机器人可视化定位、影像光学技术等联合使用。

在临床中，软组织和硬组织疾病均可单独使用钩活术技术，也可根据具体情况联合使用。钩活术、钩活骨减压术、钩活外口软减术联合治疗称为"GGG 疗法"。

第一节　针具的由来

一、骨减压针（设计阶段，2010 年 5 月 1 日）

2010 年钩活术软组织治疗在临床应用 14 年，发现临床治疗很多顽固性静息痛疗效较差。按照中医的理论，静息痛、夜间痛、固定不移的刺痛属于"瘀血"，通过治疗软组织损伤疗效差，其病位必然在硬组织"骨"。需要通过刺骨、钻骨解决瘀血问题，当时在医学界已经有跟骨减压治疗顽固性跟痛症的报道，可见骨减压是治疗顽固性骨内瘀血疼痛的良好途径。T 字形的骨减压针减压很方便，但是无法控制深度和抽吸骨内骨髓。针对以上问题，新的骨减压针开始被研发、设计。

二、钩活骨减压针（套管与钩翼，2011 年 5 月 1 日）

受软组织钩活术、T 字形骨减压针、孔镜技术的影响，在设计方面骨减压针必须既能进骨腔，还能顺利抽出骨髓，以减小骨松质张力和骨内压力。受孔镜套筒设计启发，我们设计了直锥针和套管针，直锥与套管的设计为钩活骨减压针的第一大设计特点。直锥针和套管针密切吻合，镶嵌于一体，可同时进入骨腔，套管针两边的钩翼既限定了深度，又钝性分离和刺激骨膜，钩翼双重作用的设计为钩活骨减压针的第二大设计特点，因此有"钩活"之意。操作时钩活骨减压针完成进入骨表面后，撤回直锥针，套管针与无菌注射器衔接抽吸骨髓，达到治疗目的。

三、国家准入（纯金属多用针具，2017 年 5 月）

2005 年钩活术技术软组织钩针成为国家（药监械准字 2005 第 1100387 号）准字号产品，一次性使用钩活术钩鍉针刺探针在临床中反复实践、革新弊端，经过 6 年改进，于 2017 年 5 月在原准字号的基础上增加了 4 个新型号，即 GJ 2.7、Y 2.2、KJ 1.8、J 1.8。这是一次性使用钩活术钩鍉针刺探针即钩活术技术硬组织钩鍉针准入的标志。

四、一次性使用钩活术钩鍉针刺探针（二类医疗器械，2023 年 5 月）

一次性使用钩活术钩鍉针刺探针在申请 Ⅱ 类医疗器械过程中，在命名方面符合国家医疗器械命名标准，根据原国家食品药品监督管理总局令第 19 号《医疗器械通用名称命名规则》的要求，一次性使用硬组织钩鍉针命名为"一次性使用钩活术钩鍉针刺探针"。2023 年 5 月一次性使用钩活术钩鍉针刺探针完成注册，取得Ⅱ类医疗器械注册号，面向全国普及推广。

第二节　命名与鉴定

一、命名

钩活骨减压术的命名由 3 个内容组成，第一是钩活术的钩活，第二是骨减压的减压抽吸，第三是无菌操作技术。

骨减压的过程由"钩翼"产生"钩活"的作用，因此有了一次性使用钩活术钩鍉针刺探针，一次性使用钩活术钩鍉针刺探针施治的过程是无菌操作技术，因此命名为钩活骨减压术。

二、专利

专利 1：2016 年，钩活术骨减压钩鍉针获国家实用新型专利。专利号为201620241110.1。

专利 2：2019 年，具有直刺功能的中医钩活术钩针获国家实用新型专利。专利号为：ZL201920046544.X。

三、鉴定

钩活骨减压术专家技术鉴定报告

托鉴单位：河北省石家庄市新华区卫生健康局

主鉴单位：中国中医科学院针灸研究所

受鉴单位：河北省石家庄真仁中医钩活术总医院

鉴定时间：2022 年 1 月 7 日

鉴定地点：中国中医科学院·北京

鉴定专家委员会

主任委员：中国中医科学院针灸研究所　　朱　兵　研究员

委　　员：中国中医科学院望京医院　　　温建民　主任医师

　　　　　中国中医科学院针灸医院　　　吴中朝　主任医师

　　　　　首都医科大学北京中医医院　　李　彬　教授

　　　　　中国中医科学院望京医院　　　吴夏勃　主任医师

　　　　　中国中医科学院针灸医院　　　周　宇　主任医师

中国中医科学院针灸研究所　　　高昕妍　研究员

受河北省石家庄市新华区卫生健康局的委托，中国中医科学院针灸研究所对河北省石家庄真仁中医钩活术总医院的钩活骨减压术临床应用技术，进行评议鉴定。

鉴定会议程：

1.会议由中国中医科学院针灸研究所科教处处长李亮主持；

2.中国中医科学院针灸研究所景向红研究员讲话；

3.河北省石家庄市新华区卫生健康局宣读《关于钩活骨减压术鉴定委托书》；

4.推荐产生鉴定专家委员会及主任委员；

5.鉴定专家委员会主任委员主持鉴定会；

6.钩活骨减压术中医特异针疗法项目主持人、河北省石家庄真仁中医钩活术总医院院长魏玉锁汇报项目完成情况；

7.鉴定会专家提问，受鉴方答疑；

8.鉴定会的专家讨论鉴定意见。

受河北省石家庄市新华区卫生健康局的委托，中国中医科学院针灸研究所组织有关专家组成"钩活骨减压术专家技术鉴定委员会"，专家组听取了钩活术创始人魏玉锁对钩活骨减压项目完成情况的报告，通过现场提问、答疑和演示，鉴定专家委员会作出如下结论：

钩活骨减压术是继2009年鉴定的钩活术之后的传承创新技术，并用于临床，可用于骨和关节疾病，如股骨头无菌性坏死、跟痛症、肩关节炎等引起的顽固性疼痛和静息痛等。

钩活骨减压术是利用钩活术骨减压钩鍉针在指定的钩活骨减压术穴进行刺骨、钻骨、抽髓，完成了经皮穿刺髓芯减压术、钻孔减压术、骨膜刺激术的无菌操作过程。通过钩活术技术十治法中的触骨法、钻骨法，进行骨的钻孔和抽吸骨髓，使骨表面张力降低、骨内压力减小、骨内循环即刻改变，从而改善骨内和骨外循环，纠正力学失衡，达到治疗、缓解顽固性疼痛的目的。一次性使用钩活术钩鍉针刺探针对硬组织骨和骨外软组织有调节作用，筋骨同治。适应证、禁忌证、操作步骤、注意事项明确。

专家委员会经过充分讨论，一致通过鉴定，认为钩活骨减压术治疗效应明确，具有一定的学术价值和广泛的推广应用前景。该项技术所使用的专用针具钩活骨减压术钩鍉针结构设计合理，有一定实用性和临床推广运用价值。

专家建议，对该疗法临床有效性、适应证、器械的安全性作进一步研究，得出更有说服力的循证医学证据。治疗效应指标如骨内高压的压力测定、术前术后的对比以及正常人群的数据对比，对骨髓抽取量、治疗机理、治疗范围及远期疗效评定等方面需进一步探究，推广过程应规范培训。

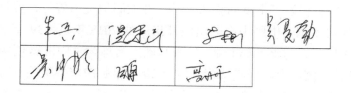

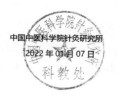

中国中医科学院针灸研究所
2022 年 01 月 07 日
科教处

第三节　标准与物价

一、标准化建设

1. 临床路径和诊疗方案（中国中医药出版社出版，2020 年 8 月）

2019 年 5 月 25 日在中澳痛症康复国际论坛会议上，由石家庄真仁中医钩活术总医院钩活术第一代传人国凤琴、魏乐牵头提出修订钩活术技术诊疗方案和临床路径的项目口头申请，并提出有关修订的流程和意义，修订原则以由国家中医药管理局医政司主编、中国中医药出版社出版、中华中医药学会发布的 2018 年版《39 个中医优势病种中医临床路径和中医诊疗方案（试行版）》为基准。2018 年版方案和路径同在一册中，钩活术技术方案和路径修订后也同在一册中，所以立项的名称为《中医微创钩活术技术诊疗方案和临床路径》。诊疗方案和临床路径包括技术总则（操作、疗程）、住院优势病种和门诊优势病种，10 个钩活术技术住院优势病种诊疗方案分为诊断、住院治疗方案、疗效评价；临床路径包括临床路径、标准住院流程、临床路径住院表单。3 个门诊优势病种包含诊疗方案。由石家庄真仁中医钩活术总医院申请，中国民间中医医药研究开发协会钩活术专业委员会组织修订，2019 年 5 月 26 日立项通过。负责起草单位：石家庄真仁中医钩活术总医院；参加起草单位：河北秦皇岛风湿骨病医院、湖北黄冈市中医医院、河南亚太骨病医院、山西省长治市中医医院，计划完成年限为 0.5 ～ 1 年。6 月 12 日石家庄真仁中医钩活术总医院组织全体医务人员首次对初稿进行讨论，6 月 28 日形成征求意见稿；经研究决定，同意进入征求意见阶段，向各加盟连锁机构执行人征求意见；起草单位对意见进行汇总，形成汇总表，对征集意见进行讨论补充后，形成审核稿。

2019 年 12 月 1 日由石家庄真仁中医钩活术总医院申请，中国民间中医医药研究开发协会组织专家组评审，评审专家为陈珞珈、董福慧、宋一同、林新晓、张振宇、周卫、郑格琳。专家组评审意见：2016 年版中医微创钩活术技术诊疗方案和临床路径，经过 4 年的历史积累了丰富的临床经验，并大胆地提出修订，修订原则以国家中医药管理局医政司主编、中国中医药出版社出版的 2018 年版《39 个中医优势病种中医临床路径和中医诊疗方案（试行版）》为基础，名称为《中医微创钩活术技术诊疗方案和临床路径》。稿件内容详细全面，符合 2018 年版国家中医药管理局诊疗方案和临床路径的规范要求，充分体现了中医微创钩活术的技术特点。13 个优势病种在中医微创方面突出了补泻手法、补泻针具的中医特色，更具有实用性、先进性、科学性和安全性，值得在临床上推广应用。建议：① 修改技术名称：钩针技术（钩活术疗法）；② 规范疾病名称；③ 疾病的诊疗方案应突出病种治疗特点；④ 修改并完善前言；⑤ 增加书"序"，调整主编及编写人员；⑥ 临床实施 5 年，积累经验，再修订，增加更多优势病种。

2020 年 8 月魏玉锁主编的《中医微创钩活术（钩针）技术诊疗方案和临床路径》由中国中医药出版社出版，并用于指导临床。

2. 感染预防与控制指南（中国民间中医医药研究开发协会团体标准，2022 年 5 月）

《中医微创钩针（钩活术）技术感染预防与控制指南》（T/CARDTCM 009—2022）出版。本指南是指中医微创钩针（钩活术）技术感染预防与控制，明确了钩活术技术（包括钩活术和钩活骨减压术）的操作环境、操作人员等在感染预防与控制管理方面的相关要求。编写格式及目次内容遵照《中医微创类技术相关性感染预防与控制指南（试行）》（国中医药办医政发〔2017〕22 号）。本指南编写的目的在于提高钩活术操作人员技术感控意识，预防和控制感染事件的发生，提高钩活术技术医疗安全保障。

3. 针具使用标准（中国民间中医医药研究开发协会团体标准，2022 年 5 月）

《一次性使用钩活术钩鍉针使用标准》（T/CARDTCM 008—2022）出版。一次性使用钩活术钩鍉针使用标准是根据钩活术技术特点和钩鍉针的结构特点，结合钩活术技术的操作规范，描述针具的结构特点及治疗特点，明确了针具分类分型及不同针具应用于不同的腧穴等内容。其中钩活术钩鍉针的钩法、刺探法阐述了钩活术技术的智能化组合，尤其是钝性分离和锐性分离的组合、减压和减张的组合、触骨和钻骨的组合、直线和曲线的组合，补法中带有泻法，泻法中带有补法，标本兼治，达到皮筋肉骨四位平衡的治疗目的。编制本标准的目的在于通过规范钩活术技术的针具（一次性使用钩活术钩鍉针钩针、一次性使用钩活术钩鍉针刺探针）使用，使其规范化、标准化、实用化，发挥中医针具特长，更好地为钩活术技术服务。

4. 钩活术操作规范（中国民间中医医药研究开发协会团体标准，2022 年 5 月）

《钩活术操作规范》（T/ CARDTCM 004—2022）出版。为贯彻《中华人民共和国中医药法》第三条"国家大力发展中医药事业，实行中西医并重的方针，建立符合中医药特点的管理制度，充分发挥中医药在我国医药卫生事业中的作用。发展中医药事业应当遵循中医药发展规律，坚持继承和创新相结合，保持和发挥中医药特色和优势，运用现代科学技术，促进中医药理论和实践的发展"的规定，在继承的基础上创新发展祖国传统医学，弘扬中医药学悠久的历史文化，提高钩活术的服务质量，规范钩活术的服务行为，保障人民群众的身体健康和合法权益，建立科学、规范的钩活术行业秩序，针对钩活术的服务特点和实际，结合国家相关法律法规的有关规定制定本规范。

5. 钩活骨减压术操作规范（中国民间中医医药研究开发协会团体标准，2022 年5 月）

《钩活术操作规范》（T/ CARDTCM 004—2022）出版。钩活骨减压术属于钩活术技术范围，在临床广泛应用于跟痛症、股骨头无菌性坏死、膝关节骨性关节炎等因骨内高压引起的静息痛、夜间痛、顽固性疼痛、功能障碍等症状。所用针具是在古九针和新九针的基础上传承创新并研制的一次性使用钩活术钩鍉针系列中的刺探针。为规范钩活骨减压术操作，确保其有效性和安全性，更好地指导临床应用，特制定本规范，内容包括范围、规范性引用文件、术语和定义、操作人员、操作要求与步骤、适应证、禁忌证、注意事项、疗程和随访。操作规范中明确规定：操作人员具备执业医师资格、经过钩活骨减压术年度培训和专利许可的医务人员。

2022 年 8 月由魏玉锁、魏乐主编的《钩活术技术标准》由中国中医药出版社出版。

二、钩活骨减压术物价

河北钩活骨减压术物价

2020 年 9 月 17 日，河北省医疗保障局、河北省卫生健康委员会印发《关于新增和修订部分医疗服务价格项目的通知》（冀医保字〔2020〕45 号），通知如下：

在专家论证的基础上，新增和修订部分医疗服务价格项目，附件所列新增医疗服务价格项目在全省非营利性医疗机构试行，试行期两年。试行期内由医疗机构自主制定试行价格。试行期届满 3 个月前，由各市医疗保障、卫生健康部门、雄安新区管委会提出转归申请。项目价格正式公布实施前，各医疗机构仍执行项目及价格，本通知自 2020 年 9 月 28 日起执行。

钩活骨减压术项目编码：470000018，按次收费。项目收费正式立项。

第四节　流派与推广

一、中华钩活术流派

中华钩活术流派是以"钩活"为学术思想和学术观点的钩活派，守正创新是流派的宗旨，不仅创新出钩活术和现已成熟的钩活骨减压术，还有钩活外口软减术、钩活镜微创手术等。

钩活术技术受古九针中鍉针和新九针中锋勾针的影响，创制钩活术专用针具钩鍉针，形成独立的理论体系和特定腧穴。2004 年 7 月 16 日面向全国培训。2006 年 9 月 9 日在石家庄召开第一届钩活术大会，每两年举办一届大会，每年举办一届的年会，参会人员全部为钩活术弟子，其他人员不能参加。这种培训和会议形式，使中华钩活术流派具备了流派的三要素，即学术思想和学术观点、独立的流派临床诊疗技术、学术带头人和传承人。

认定流派讨论会（北京）：2018年3月11日，中华钩活术流派（钩活派）及钩活术操作规范专家论证会在北京保利大厦二层会议厅隆重举行。此次论证会由中国民间中医医药研究开发协会主办。参加此次会议的领导专家有中国民间中医医药研究开发协会陈珞珈会长，国家中医药管理局政策法规与监督司杨荣臣副司长，国医大师、河北省中医院、河北省中医药研究院院长李佃贵教授，原北京针灸骨伤学院骨伤系主任宋一同教授，中国中医科学院基础所原所长孟庆云教授，中国中医科学院针灸所原所长朱兵教授，北京市中医医院骨科原主任雷仲民教授，中国中医科学院望京医院骨关节三科主任陈卫衡教授，中国中医科学院望京医院特色诊疗中心主任张振宇教授，中国中医科学院中医药发展研究中心研究员郑格琳教授，钩活术创始人、石家庄真仁中医钩活术总医院院长魏玉锁教授，石家庄真仁中医钩活术总医院、中国民间中医医药研究开发协会钩活术专业委员会赵晓明秘书长。专家论证会由陈珞珈会长主持，专家组选举国医大师李佃贵教授为专家评审组主任委员。评审专家作出如下结论："钩活术用于我国临床已经22年，临床疗效显著，受到患者的好评和欢迎，国内传承人155名，部分省市已将此疗法纳入诊疗项目和医保报销目录，国家中医药管理局将其列为中医药适宜技术，向全国推广。专家认为该技术具有学术代表人，具有良好疗效与社会需求，具有一批传承人，具有一定的学术和临床影响力，具有代表性著作和论文。为发展中医药事业、繁荣中医学术，我们同意建立中华钩活术学术流派（钩活派），并建议不断探索、提高、发展、创新，在健康中国中发挥中医药的积极作用。"与会专家现场签字通过。

在北京人民大会堂流派被认定并被授牌：2018年5月5日，钩鍉针发明人、钩活术创始人魏玉锁院长、赵晓明行政院长、中华钩活术第一代传人魏乐院长受邀参加在北京人民大会堂举行的中国民间中医医药研究开发协会第七届会员代表大会暨第四届全国民间中医药发展大会。中国民间中医医药研究开发协会陈珞珈会长亲自为钩活术创始人魏玉锁院长颁发"中华钩活术流派"牌匾，钩活术创始人魏玉锁院长被中国民间中医医药研究开发协会聘请为专家委员会委员，同时魏玉锁院长被选举为中国民间中医医药研究开发协会常务理事，赵晓明行政院长被选举为中国民间中医医药研究开发协会理事。

流派学术带头人：2018年5月9日，全国手法针法高峰论坛（2018）暨第七届中华钩活术经验交流大会在河北省石家庄市中山宾馆常委厅隆重举行。本届大会由中国民间中医医药研究开发协会钩活术专业委员会主办，大会主题是"继承、创新、发展"。中国民间中医医药研究开发协会陈珞珈会长对中华钩活术形成流派予以肯定和支持，希望中华钩活术再接再厉，为更多患者服务。同时陈珞珈会长为钩活术创始人魏玉锁院长颁发中华钩活术流派"学术带头人"证书。

流派纲领与章程：中华钩活术流派拥有流派的纲领、章程、管理办法，其中明确提出钩活术流派"继承、创新、发展"的六字方针，加盟连锁必须坚持一个自然行政区只有一个加盟连锁机构和一个执行人，从而保证钩活术理论操作的统一和分布合理。中华钩活术流派章程包含钩活术执行人、钩活术流派组织制度、钩活术流派的领导组织、钩活术技术培训和标准化、钩活术国际交流、钩活术纪律、钩徽、钩旗、钩活日、钩活术之歌及附则。中华钩活术世代相传评选管理办法含有推荐对象和条件、申报和评选、组织与管理、序代传人的待遇和任务。中华钩活术流派世代相传内容包括中华钩活术序代传人（第一代传人、第二代传人、第三代传人……，以此类推）、钩活元老传人、钩活大师传人3项内容。同时，可成立"中华钩活术流派世代相传"评选小组和评选办公室，负责学术评议工作。

中华钩活术流派世代相传评选小组和评选办公室：该机构负责学术评议。加盟钩活术临床工作连续5年，并满足评选条件可被评选为中华钩活术序代传人；加盟钩活术临床工作连续15年，并满足评选条件可被评选为中华钩活元老称号；加盟钩活术临床工作连续25年，并满足评选条件可被评选为中华钩活大师称号。

流派第一代传人：根据中华钩活术流派的纲领、章程、管理办法，2018年5月9日符合条件的39名钩活术亲传弟子通过网上评选和现场评选产生中华钩活术流派第一代传人，即魏乐、国凤琴、李金祥、王瑞、赵兰巧等35人。按照中华钩活术的章程，2028年第一代传人满足评选条件者将成为中华钩活术流派元老传人，简称"钩活元老"，2038年满足评选条件者将成为最高级别的"钩活大师"传人。

2019中澳痛症康复国际论坛：2019年5月25日，中华钩活术流派联合澳大利亚中医药学会在河北省石家庄国源朗怡酒店举办2019中澳痛症康复国际论坛暨中华钩活术学术年会，出席大会的领导和专家有国医大师李佃贵教授，澳大利亚中医药学会CEO韦国庆博士，澳大利亚中医药学会终身会长郑建华博士，澳大利亚中医药学会名誉会长曾世宗博士，河北省老科技工作者协会常务副会长唐树钰，中国民间中医医药研究开发协会会长助理、五官科及疑难杂症分会赵沧桑会长，原海军总医院疼痛诊疗中心主任乔晋琳教授，沙特阿拉伯金利德军事医院第一中医药中心创办人法伊兹教授，澳大利亚普赛尔董事局主席布莱顿·彼得博士，世界中医骨伤联盟主席宋永忠教授，中国民间中医医药研究开发协会钩活术专业委员会会长、钩活术创始人魏玉锁教授，中国民间中医医药研究开发协会钩活术专业委员会秘书长、钩活术总医院党支部书记赵晓明。来自澳大利亚、日本、沙特和国内疼痛领域的大咖分享了心得体会和研究成果。顶级专家的讲座让人耳目一新，基层医师的演讲也丰富了专家临床治疗的经验和对具体病证的理解。

第二届（2020）中澳痛症康复国际论坛：中华钩活术流派与澳大利亚中医学会联合举办第二届（2020）中澳痛症康复国际论坛暨第八届中华钩活术流派大会。大会主题：中西并重、传承精华、守正创新、合作发展；大会目的：技术交流、共谋发展、控制疼痛；大会宗旨：海内外共同交流痛症康复方面的新技术、新方法，为世界无痛贡献力量，促进各国、各民族之间的大健康无痛技术创新发展、交流合作，共同打造健康和谐无痛的人类命运共同体。主办单位为中国民间中医医药研究开发协会钩活术专业委员会、澳大利亚中医药学会。承办单位为石家庄真仁中医钩活术总医院。参加本届演讲的部分专家：陈珞珈教授（中国民间中医医药研究开发协会会长）、韦国庆博士（澳大利亚中医药学会 CEO）、冀来喜教授（山西中医药大学校长）、伊万诺夫教授（澳大利亚中医药学会副会长）、宋永忠副主任医师（世界中医骨伤联盟主席）、魏玉锁主任医师（中国民间中医医药研究开发协会钩活术分会会长）、王恩光副院长（中国民间中医医药研究开发协会名中医学术研究分会会长）、温建民教授（中国民间中医医药研究开发协会骨伤分会会长）、王遵来主任医师（中国民间中医医药研究开发协会脊诊整脊分会会长）、国凤琴主治医师（石家庄真仁中医钩活术总医院副院长）、王瑞主任医师（河南亚太骨病医院院长）、李金祥主任医师（秦皇岛真仁钩活术医院院长）等。

2019 悉尼第五届传统医药国际论坛：2019 年 11 月 9 日，中华钩活术流派专家演讲团一行 10 人前往澳大利亚参加 2019 悉尼第五届传统中医药国际论坛，来自全球 100 多个国家的医学精英齐聚澳大利亚悉尼。中华钩活术流派是本次中医药国际论坛的特邀嘉宾，钩活术创始人魏玉锁院长一行专家团受到大会组委会的热烈欢迎。钩活术创始人魏玉锁院长作了题为"中华钩活术的四大创新"的主题演讲，讲述了一次性使用钩活术钩鍉针刺探针的特点和骨内高压症理论；中华钩活术第一大弟子国凤琴副院长作了题为"中医辨证结合西医辨病在疼痛中的应用"的主题演讲；中华钩活术第一代传人李金祥院长作了题为"中医针具的历史、现在和未来"的主题演讲，重点介绍了钩鍉针的发展和一次性使用钩活术钩鍉针刺探针的特点。来自世界各地的专家、学者对钩活术产生了浓厚的兴趣，大会组委会为魏玉锁、国凤琴、李金祥颁发了演讲荣誉证书。

二、钩活骨减压术培训推广

2019 年 5 月 25 日，2019 中澳痛症康复国际论坛暨中华钩活术流派年会在河北省石家庄举行。活动由中国民间中医医药研究开发协会钩活术专业委员会和澳大利亚中医药学会联合举办，大会主题中西并重、国际合作、控制疼痛，来自国内外的疼痛专家进行了学术交流，大会组织了钩活骨减压术培训，500 人参会。

2020 年 5 月 27 日，2020 年度培训大会暨第八届学术会议在河北省石家庄举行。此次会议内容重点突出医保政策、病历书写、诊断标准、治疗标准、接诊规范、诊疗方案、临床路径、操作规范，强调了年度培训的重要性，进行了全方位的钩活术、钩活骨减压术相关知识的考试。钩活术加盟弟子参加了培训，考试成绩优良，均在 90 分以上。钩活术专业委员会首次颁发了带有二维码的"年度三证"。共计 185 名亲传弟子参加年度培训班。

第五节　病例分析与前景展望

一、病例分析

钩活骨减压术于 2011 年由钩活术创始人魏玉锁开始研发，经过 5 年实践，2016 年成熟应用于临床，同时一次性使用钩活术钩鍉针刺探针获得国家实用型专利（专利号为 201620241110.1）。随着钩活骨减压术技术的精进和针具的改良，在临床上治疗骨内高压症取得了可喜的疗效，现将 2019 年 4 月 1 日至 2020 年 12 月 31 日在石家庄真仁中医钩活术总医院的钩活骨减压术病例疗效统计如下：

2019 年 4 月 1 日至 12 月 31 日：行髂嵴缘钩活骨减压术共 314 例，其中男 183 例，女 131 例，年龄 24 ～ 86 岁，行钩活骨减压术 2 次者 28 例，行钩活骨减压术 3 次者 9 例。行腰椎（椎弓根或椎板）钩活骨减压术共 13 例，其中男 10 例，女 3 例，年龄 40 ～ 69 岁。行膝关节钩活骨减压术共 40 例，其中男 9 例，女 31 例，年龄 34 ～ 81 岁，行钩活骨减压术 2 次者 1 例。行股骨大转子钩活骨减压术共 34 例，其中男 23 例，女 11 例，年龄 32 ～ 81 岁，行钩活骨减压术 2 次者 4 例，行钩活骨减压术 3 次者 1 例。行跟骨钩活骨减压术共 2 例，均为女性，年龄 57 ～ 69 岁。

2020 年 1 月 1 日至 12 月 31 日：行髂嵴缘钩活骨减压术共 559 例，其中男 237 例，女 322 例，年龄 19 ～ 82 岁，行钩活骨减压术 2 次者 86 例，行钩活骨减压术 3 次者 16 例，行钩活骨减压术 4 次者 4 例。行腰椎（椎弓根或椎板）钩活骨减压术共 111 例，其中男 76 例，女 35 例，年龄 33 ～ 91 岁，行钩活骨减压术 2 次者 6 例，行钩活骨减压术 3 次者 4 例。行膝关节钩活骨减压术共 40 例，其中男 16 例，女 24 例，年龄 50 ～ 82 岁，行钩活骨减压术 2 次者 1 例。行股骨大转子钩活骨减压术共 27 例，其中男 20 例，女 7 例，年龄 30 ～ 78 岁，行钩活骨减压术 2 次 1 例。行跟骨钩活骨减压术共 10 例，其中男 6 例，女 4 例，年龄 42 ～ 65 岁。行肩胛骨钩活骨减压术 2 例，均为男性，年龄 56 ～ 65 岁。行胸椎（椎弓根或椎板）钩活骨减压术 1 例，男性，年龄 63 岁。

疗效评价参照《中医病证诊断疗效标准》评价：①痊愈：疼痛症状缓解≥ 95%；②显效：70% ≤疼痛症状缓解＜ 95%；③有效：30% ≤疼痛症状缓解＜ 70%；④无效：疼痛症状缓解＜ 30%。分别在完成治疗后 1 天、7 天和 3 个月随访时各评价一次，结果见表 1-5-1、表 1-5-2：

表 1-5-1　2019 年钩活骨减压术临床疗效评价

组别（治疗部位）	时间	例数（例）	痊愈（例）	显效（例）	有效（例）	无效（例）	总有效率（%）
髂骨	治疗后	314	45	86	152	31	90.13
	7 天后	314	46	92	148	28	91.08
	随访时	314	44	94	146	30	90.45
腰椎	治疗后	13	1	6	5	1	92.31
	7 天后	13	3	6	3	1	92.31
	随访时	13	3	6	3	1	92.31
膝关节	治疗后	40	9	12	16	3	92.50
	7 天后	40	10	13	15	2	95.00
	随访时	40	13	10	14	3	92.50
股骨大转子	治疗后	34	6	7	19	2	94.12
	7 天后	34	6	11	15	2	94.12
	随访时	34	8	12	13	1	97.06
跟骨	治疗后	2	2	0	0	0	100.00
	7 天后	2	2	0	0	0	100.00
	随访时	2	2	0	0	0	100.00

表 1-5-2　2020 年钩活骨减压术临床疗效评价

组别（治疗部位）	时间	例数（例）	痊愈（例）	显效（例）	有效（例）	无效（例）	总有效率（%）
髂骨	治疗后	559	78	129	312	40	92.84
	7 天后	559	81	156	284	38	93.20
	随访时	559	80	160	280	39	93.02
腰椎	治疗后	111	16	21	63	11	90.09
	7 天后	111	17	25	60	9	91.89
	随访时	111	18	24	61	8	92.79
膝关节	治疗后	40	10	8	20	2	95.00
	7 天后	40	10	11	17	2	95.00
	随访时	40	12	10	17	1	97.50
股骨大转子	治疗后	27	4	6	15	2	92.59
	7 天后	27	4	6	15	2	92.59
	随访时	27	4	8	13	2	92.59
跟骨	治疗后	10	6	1	3	0	100.00
	7 天后	10	6	3	1	0	100.00
	随访时	10	9	1	0	0	100.00
肩胛骨	治疗后	2	1	1	0	0	100.00
	7 天后	2	1	1	0	0	100.00
	随访时	2	2	0	0	0	100.00
胸椎	治疗后	1	0	1	0	0	100.00
	7 天后	1	0	1	0	0	100.00
	随访时	1	0	1	0	0	100.00

二、前景展望

钩活骨减压术中医技术是祛除骨内瘀血的最佳方式,而且在解除骨面的张力和压力的同时刺激骨膜,达到刺骨的目的。

具考证,在《黄帝内经》成书年代甚至更早,就有治骨的记载。这比现代医学对骨高压症的认识和骨钻孔减压治疗早了 2000 余年,而且体现了整体观念、无菌观念、慢病速治。

第一,强调骨与软组织的密切关系,使临床医生不再认为骨科只是单纯治疗骨病,伤科就是单纯治疗软组织,应该"筋骨并重"。

第二,从事保守治疗的医务工作者在常规消毒下可以进行骨减压治疗。

第三,钩活骨减压术将使中晚期骨关节病由不可治变为可治、将由慢治变为速治、由间接治疗变为直接治疗、由手术治疗变为保守治疗,开创现代治疗骨病的先河。

钩活骨减压术只有针孔大小的皮损,治疗疑难杂症尤其是骨内高压症引起的疼痛疗效较好,使脊柱关节退变和骨坏死等需要开放性手术或置换的患者免去一刀之苦,更重要的是钩活骨减压术既缓解疼痛症状,又使皮筋肉骨四维平衡,降低复发率,无痛微创,绿色安全,简单易行,前景广阔。

1. 钩活骨减压术的优势

(1)刺骨、钻骨,既减压又减张;进骨内,抽瘀血,既排瘀血又生新血。

(2)有尺度,控深度,保安全。

(3)钩活的钩翼,达到钻骨钩筋的治疗目的,使骨内压和骨外压平衡,真正达到筋骨同治、软硬匹配、内外压平衡的目的,这是最大的治疗优势。

(4)由于钩柄的创新,操作非常便捷,明显优于 T 形骨减压针的操作。

(5)增加钩柄的方向,操作者通过手柄就能知道皮下两个钩翼的方向。

(6)根据孔镜的结构特点,创制套管式骨减压针,针芯抽出后,通过套管的底部连接注射器进行抽吸,便捷精确。

(7)套管针的头部为圆形斜刃,紧密配合直锥针的斜刃,而且不变形、不脱落,锐性系数高,钻骨作用强。

(8)管座有一个凹槽与针柄的凸起相吻合,合为一体,共同钻骨,凹槽的中央是一个斜形圆孔,与注射器严密吻合,抽吸骨髓。

(9)操作方便,安全系数高,控制深度、钩度、旋转度,骨内压(硬组织压)、骨外压(软组织压)同时治疗,内外结合,软硬结合,瘀血排出,平衡建立。

2. 钩活骨减压术的发展前景

(1)关节病方面 关节退变导致骨内高压,骨内高压加速关节退变,形成恶性循环。钩活骨减压术直接释放骨内高压,减除骨表面张力,同时调整软组织的张力和压力,建立软组织与硬组织的平衡,纠正恶性循环状态。

(2)骨坏死方面 股骨头无菌性坏死是典型的骨坏死,在骨坏死中发病率最高,医学界公认的骨内高压既是病因又是病理性产物。钩活骨减压术直接释放骨内高压，减除骨表面张力，同时调整软组织的张力和压力，促进血液循环，改善股骨头骨内外供血。

（3）脊柱退变方面　脊柱骨关节退变久则导致骨内高压，骨内高压加速脊柱骨关节退变，形成恶性循环。脊柱变形，椎管狭窄，神经受压。钩活骨减压术直接释放骨内高压，同时调整周围软组织的张力和压力，软组织与硬组织同时治疗。

（4）疼痛科方面　疼痛来源于管内与管外的因素，顽固性静息痛来源于软组织劳伤及骨内高压症，钩活骨减压术直接释放骨内高压，同时调整软组织的张力和压力，使顽固性静息痛迎刃而解。

（5）骨伤科方面　畸形愈合、骨痂形成后的功能障碍、疼痛等在治疗方面缺少较有效的疗法。钩活骨减压术直接释放骨内高压，减除骨表面张力，同时调整局部软组织的张力和压力，治疗顽疾。

在以上疾病的治疗上钩活骨减压术前景广阔，给临床医务工作者提供了新的治疗途径。

第二章　腧穴与针具

钩活骨减压术所施治的腧穴为钩活骨减压穴，以骨性标志为定位，有明显的深（骨）压痛为特点；针具为一次性使用钩活术钩鍉针刺探针，由针头（君）、针身（臣）、针柄（佐）、针尾（使）4 个部位组合而成，是钩鍉针的组成部分。

第一节　钩活骨减压穴

钩活骨减压穴指钩活骨减压术治疗疾病的部位，其特殊性在于骨突、骨端等处的压痛敏感点、骨内高压易于释放的部位，有利于钩活骨减压术的操作。其命名以骨性标志名称加钩活骨减压穴组合而成，如股骨大转子钩活骨减压穴，来源于中国中医药出版社 2022 年 8 月出版发行的《钩活术技术标准》团体标准《钩活骨减压术操作规范》（T/CARDTCM 007—2022）。

钩活骨减压穴即钩活骨减压术腧穴，隶属经外奇穴的硬组织骨关节特定腧穴（含脊柱关节），其特点是以骨性标志为基准，深达骨内。

钩活骨减压穴定位原则是以骨性标志为定位，骨突、长骨的干骺端，有明显的深（骨）压痛。治疗过程穿过软组织皮、筋、肉，到达骨面，一次性使用钩活术钩鍉针刺探针的钩翼穿过软组织和退出软组织时可对软组织减压减张，能达到硬组织和软组织同时治疗的目的。

一、钩活骨减压穴的选穴依据

1. 中医理论

久病入骨，骨内瘀血则疼痛难忍、固定不移、夜间加重、遇冷加重、负重加重、久行加重。腧穴为穴道，钩活骨减压术之穴道在骨面，骨面凸凹、隆突、棘髁、形异、压痛敏感处，即是穴道，顺"道"刺骨钻骨，减张抽瘀。

2. 生理基础

骨骼在人体内起着重要的生理功能，如支撑人体、保护内脏、造血及身体运动等。骨骼构成人体整个骨架，维持身体姿势，同时骨骼、骨骼肌、肌腱、韧带和关节一起产生并传递力量，使身体运动，对人体支撑、运动起着重要作用。骨骼在人体内起着坚强的支撑作用，当人体保持静止时，如站立、坐姿，骨骼之间保持相对静止，支撑身体，保持一定的姿势。当人体运动时，并非骨骼在运动，而是两块骨骼之间的肌肉收缩。可将骨骼比作杠杆，肌肉为杠杆一侧的施力点，骨骼之间的关节则可看作杠杆的支点，骨骼绕着支点（关节）活动。实际上骨骼的活动除了绕着支点做杠杆运动，还存在旋转运动，进一步加大了人体的活动范围。肌肉软组织与骨骼连接部都是骨骼的头尾、隆起、棘髁等部位，也就是肌肉牵拉骨骼的部位，也是易发生疾病的部位。

3. 解剖基础

骨骼结构（图2-1-1），头尾部松质骨较多，骨干密质骨较多，骨髓腔与松质骨间隙密切相连，而且隆起、棘髁等异形位置都由松质骨组成，抽吸骨髓时针容易刺入，并且容易通过体表标志找到位置，是最佳入路点，也就是钩活骨减压术钩活骨减压穴的穴位点。这些部位又是肌肉软组织在骨骼上的附着点，通过一次性使用钩活术钩鍉针刺探针的钩翼能调整附着在骨面突出、异形位置的软组织，使软组织和硬组织进一步协调。

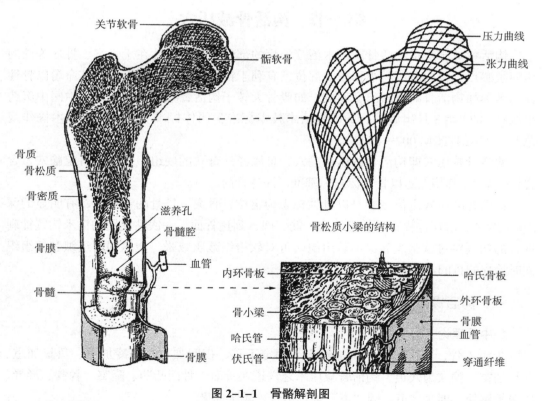

图 2-1-1　骨骼解剖图

4. 病理基础

骨内高压症是由于骨内高压造成的临床症状，1938年LARSEN首先提出骨内压的概念，骨髓循环淤滞是导致骨内高压的根本原因，骨内循环淤滞是骨骼劳损所致，劳损与骨内压增高互为因果，形成恶性循环。骨内压力最容易释放的部位也就是骨表面最薄弱的部位，首先是骨松质部分。骨松质部分突出、异形的位置为骨内压力最容易释放的位置，这个位置既是软组织附着牵拉的位置，也是形成劳损的位置，也可以说是施加压力的位置，所以降低骨内高压，骨松质部分突出、异形的位置为最佳位置。

5. 入路

根据国家中医药管理局和中医医疗技术协作组编写的《中医医疗技术手册（2013普及版）》第七篇《中医微创技术总论》中骨减压术技术操作来定位，即骨减压针定点要求不是非常精确，只要在一个部位的某个点刺入即可，但点的要求是"避实就虚"，即在远离神经血管的情况下，选择骨皮质较薄的骨松质处且易于穿刺的部位定点。

骨内高压症是异常应力造成骨内高压而出现的顽固性疼痛和功能障碍，治疗方法包括髓芯减压术、钻孔减压术和骨膜刺激术，以上三术智能化组合为钩活骨减压术。

二、钩活骨减压穴

根据以上钩活骨减压术的选穴依据自下而上确定钩活骨减压穴。

（一）跟骨钩活骨减压穴

【定位】仰卧位，下肢微屈外展（充分暴露内踝下部），内踝后缘纵线和内踝下缘横线交叉点下 4cm 左右的赤白肉际处。

【解剖】皮肤、皮下组织、韧带、跟骨骨面。

【主治】跟骨骨内高压症、跟痛症、跟骨骨质增生症。

（二）膝关节钩活骨减压穴

1. 胫骨外（内）侧髁钩活骨减压穴

【定位】伸膝位，根据关节变形情况，腘窝下可垫 3 ～ 5cm 的软枕，胫骨外（内）侧髁正中。

【解剖】皮肤、皮下组织、韧带、胫骨外（内）侧髁骨面。

【主治】胫骨骨内高压症、膝部痹证（久治不愈、畸形）。膝关节骨性关节炎（OA）久治难愈、类风湿性膝关节炎引起的疼痛。

2. 腓骨头钩活骨减压穴

【定位】膝关节伸膝位，根据关节变形情况，腘窝下可垫 3 ～ 5cm 的软枕，腓骨头正中。

【解剖】皮肤、皮下组织、韧带、腓骨头骨面。

【主治】腓骨骨内高压症、膝部痹证（久治不愈、畸形）。膝关节骨性关节炎（OA）久治难愈、类风湿性膝关节炎引起的疼痛。

3. 股骨外（内）侧髁钩活骨减压穴

【定位】伸膝位，根据关节变形情况，腘窝下可垫 3 ～ 5cm 的软枕，股骨外（内）侧髁正中。

【解剖】皮肤、皮下组织、股四头肌外（内）缘、股骨外（内）侧髁。

【主治】股骨骨内高压症、膝部痹证（久治不愈、畸形）。膝关节骨性关节炎（OA）久治难愈、类风湿性膝关节炎引起的疼痛。

（三）股骨大转子钩活骨减压穴

股骨大转子钩活骨减压Ⅰ、Ⅱ、Ⅲ穴。

【定位】俯卧位，小腹下可垫 5～8cm 的软枕，大转子正中为Ⅰ穴，Ⅰ穴向头侧 1cm 处为Ⅱ穴，Ⅰ穴向足侧 1cm 处为Ⅲ穴。

【解剖】皮肤、皮下组织、韧带、股骨大转子骨面。

【主治】股骨头无菌性坏死、股骨骨内高压症。

（四）髂骨钩活骨减压穴

髂骨钩活骨减压Ⅰ、Ⅱ、Ⅲ穴。

【定位】俯卧位，小腹下垫 5～8 cm 的软枕，髂嵴正中为Ⅰ穴，Ⅰ穴向内 1cm 骨面处为Ⅱ穴，Ⅰ穴向外 1cm 骨面处为Ⅲ穴。或根据压痛取穴。

【解剖】皮肤、皮下组织、相应软组织、髂骨面。

【主治】髂骨骨内高压、因骨内高压引起的坐骨神经痛、顽固性骨痛、顽固性髋痛。

（五）脊椎钩活骨减压穴

1. 椎弓根钩活骨减压穴

【定位】俯卧位，小腹下或胸下可垫 3～5cm 的软枕，各椎骨椎弓根体表投影（寰椎、尾椎除外）。

【解剖】皮肤、皮下组织、浅筋膜层、相应软组织层、韧带、椎弓根骨面。

【主治】骨内高压症、骨质增生症。

2. 椎板钩活骨减压穴

【定位】俯卧位，小腹下或胸下可垫 3～5cm 的软枕，各椎骨椎板正中体表投影（寰椎、尾椎除外），左右各一。

【解剖】皮肤、皮下组织、浅筋膜层、相应软组织层、韧带、椎板骨面。

【主治】骨内高压症、骨质增生症、椎管狭窄症。

3. 棘突钩活骨减压穴

【定位】俯卧位，小腹下或胸下可垫 3～5cm 的软枕，各椎骨棘突体表投影（寰椎、尾椎除外）。

【解剖】皮肤、皮下组织、浅筋膜层、棘上韧带、棘突骨面。

【主治】骨内高压症、骨质增生症、顽固性头晕、肢体疼痛、功能障碍。

（六）肩胛骨钩活骨减压穴

1. 肩胛冈钩活骨减压

肩胛冈钩活骨减压Ⅰ、Ⅱ、Ⅲ穴。

【定位】俯卧位，胸下垫 5～8 cm 的软枕，肩胛冈正中为Ⅰ穴，Ⅰ穴向内 1cm 肩胛冈骨面处为Ⅱ穴，Ⅰ穴向外 1cm 肩胛冈骨面处为Ⅲ穴。

【解剖】皮肤、皮下组织、相应软组织、肩胛冈骨面。

【主治】肩胛骨高压症、因骨内高压引起的臂丛神经痛、顽固性肩胛痛、顽固性背痛。

2. 喙突钩活骨减压穴

【定位】坐位，锁骨中外 1/3 处下约 2cm 处的骨性标志。

【解剖】皮肤、皮下组织、肱二头肌短头起点、喙肱肌起点、胸小肌起点，深部喙肱韧带、喙锁韧带、喙肩韧带、斜方韧带、锥状韧带。

【主治】喙突高压症、因骨内高压引起的肩关节功能障碍、顽固性肩痛。

（七）肱骨钩活骨减压穴（肱骨大、小结节）

【定位】侧卧位（暴露肩部），肱骨大、小结节的骨性凸起。

【解剖】皮肤、皮下组织、浅筋膜、肩三角肌、冈上肌、冈下肌、小圆肌及肩胛下肌的肌腱、肱骨大结节骨面。

【主治】肱骨骨内高压症、肩痛症。

（八）乳突骨钩活骨减压穴

【定位】俯卧胸位（充分暴露乳骨部位），耳垂后上骨性隆起处。

【解剖】皮肤、皮下组织、胸锁乳突肌、头夹肌等肌腱、乳突骨面。

【主治】乳突骨内高压症、顽固性头晕头痛。

第二节　钩活骨减压钩鍉针

钩活骨减压钩鍉针即一次性使用钩活术钩鍉针刺探针，是钩活骨减压术专用针具。钩鍉针属中医特异针的范畴，是"钩针"和"鍉针"的科学组合体，以钩尖、钩弧、钩板、钩刃为其钩头，具有特殊结构的系列针具。钩鍉针分为两大类：软组织类钩鍉针即一次性使用钩活术钩鍉针钩针（巨、中、微、超微类），硬组织类钩鍉针即一次性使用钩活术钩鍉针刺探针（颈胸型、腰椎型、髂胛型、关节型）。

1986 年山西师怀堂创制了新九针的锋勾针。1996 年河北石家庄魏玉锁在古九针鍉针和新九针锋勾针的基础上传承创新并发明了钩鍉针。该针具不同程度地都有带钩带弯的部分或直针部分带有弯针，由针头（由钩尖、钩刃、钩弧、钩板组成）、针身、针柄、针尾组成，锋勾针和鍉针新组合体钩鍉针是钩活术技术类的唯一针具。钩鍉针包括软组织类钩鍉针即一次性使用钩活术钩鍉针钩针和硬组织类钩鍉针即一次性使用钩活术钩鍉针刺探针。

一次性使用钩活术钩鍉针刺探针，是由套管针和直锥针组成的用于刺骨、钻骨、抽髓的针具，是钩活骨减压术的专用针具，用于钩活术技术中硬组织的治疗，主要针对骨质退变、骨坏死、骨内高压症、顽固疼痛、静息痛的治疗。

一次性使用钩活术钩鍉针刺探针套管针的钩翼，限定了钩活骨减压术的深度，在直锥针的引导下入骨抽瘀，达到降低骨内高压的作用，同时钩翼分离软组织和刺激骨膜，达到皮、筋、肉、骨的四位平衡，充分体现了中医整体观念、阴阳平衡的特点。钩活骨减压术的出现对发展中医骨伤学科起到巨大推进作用。

一、中医刺骨术的渊源及考证

"病在骨，骨重不可举，骨髓酸痛，寒气至，名曰骨痹，深者刺，无伤脉肉为故，其道大分小分，骨热病已止。"——《黄帝内经·素问·长刺节论篇第五十五》

"人有身寒，汤火不能热，厚衣不能温……病名曰骨痹，是人当挛节也。"——《黄帝内经·素问·逆调论篇第三十四》

刺骨止痛、刺骨术、久痛入骨、骨内瘀血、骨放血等中医理论和治法为钩活骨减压术打下良好的基础和理论支持。

二、骨减压针的历史

20世纪90年代初，许振华等学者首先提出"骨内高压症"的概念。指出骨内高压症是以骨内高压为病理、生理改变，表现为局部骨关节顽固性疼痛的一种病证，往往出现在某些疾病的早期，具有典型的静息痛或夜间痛等特点。骨内高压症的提出为临床诊断治疗骨关节疼痛开辟了一条新途径。因此，如能阻止骨内高压的发生和发展，将对这类疾病的治疗和预后产生重要影响。

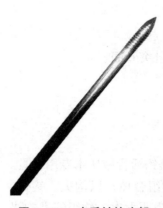

图2-2-1 克氏针的头部

从骨科的克氏针开始的骨减压针，克氏针的头部（图2-2-1）为三角形或者更多形的尖头，能够钻入骨内，或用坚硬的锐性针头钻入，进行骨减压治疗。受克氏针和针头的启发，形成了T形骨减压针（图2-2-2），T形骨减压针操作方便，不用骨钻即可完成，但是抽吸骨髓减除骨内压力还要另换针头，给操作者带来了困难。受骨髓活检穿刺针的影响，出现了套管骨减压针（图2-2-3），有套管和针芯组成。

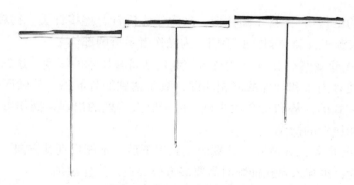

图 2-2-2　T 型骨减压针

三、钩活骨减压针的四大设计成就

1. 钩活骨减压针设计成就之一：考证了在《黄帝内经》成书年代甚至更早，中医学就对现代医学研究的骨内高压症等骨病使用刺骨的方法治疗。这比现代医学对骨高压症的认识和骨钻孔减压治疗早了 2000 余年。

2. 钩活骨减压针设计成就之二：强调了骨与软组织的密切关系，体现了"筋骨并重"。

3. 钩活骨减压针设计成就之三：给保守治疗的医务工作者开辟了一条新的治疗途径。

4. 钩活骨减压针设计成就之四：对于一些骨及关节疾病将不可治变为可治、将慢治变为快治、将间接治疗变为直接治疗、将手术治疗变为保守治疗，开创了现代治疗骨病的先河。

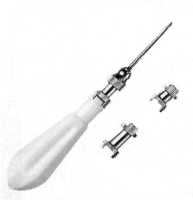

图 2-2-3　套管骨减压针

四、钩活骨减压针的研发

最早的骨减压针直径仅 0.7mm，直径小，力度小，而且不能直接抽取骨髓，达不到充分降低骨内压的目的。

充分降低骨内的压力，需要一个直径较大的骨减压针，根据骨面积的大小设定相应直锥的直径，如颈胸椎直锥针直径是 1.8mm，腰骶椎直锥针直径是 2.2mm，关节直锥针直径是 2.7mm。直锥针的外面有一个套管针，其尾部与一次性注射器相吻合，抽吸骨髓，达到降低骨内压力的作用。同时降低了骨松质张力，减压减张同时进行。

1. 第一代钩活骨减压针

第一代钩活骨减压针限制了入骨的深度（钩翼），其优势在于可控制深度，降低损伤硬膜囊和神经根的风险，钩翼同时可对软组织减压减张（图 2-2-4）。

（1）第一代钩活骨减压针组成　针尖（三棱锥形，来源于克氏针，相当于三棱针，用来钻骨），钩翼（左右各一，来源于钩鍉针钩头，钩头缩影，倒月牙形，控制深度钩治软组织的结构），针身（圆柱形，来源于克氏针，连接针尖、钩翼和针柄）。针柄（圆锥形，来源于骨髓穿刺针的手柄，为操作者手持的部位）。

（2）第一代骨减压针优点　钩翼可控制钩活骨减压术的深度，达到钻骨钩筋同时治疗的目的，使骨内压和骨外的筋相匹配，真正达到筋骨同治、软硬匹配、调节内外压平衡，治疗方式的优势和安全性明显。由于巨大钩柄的出现，操作者省时省力，明显优于T形骨减压针的操作。

（3）第一代骨减压针缺点　钩翼淹没到皮下后，不能辨别其方向。钻骨完成后不能直接抽吸骨髓，再穿入骨孔抽髓时需要多方位寻找，操作烦琐。

2. 第二代钩活骨减压针

针对第一代缺点，模仿钩活术钩鍉针的方向柄，在钩活骨减压针的针柄上增加方向切面（图2-2-5）。

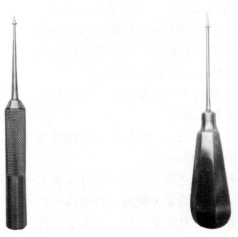

图 2-2-4　第一代钩活骨减压针　　图 2-2-5　第二代钩活骨减压针

（1）第二代钩活骨减压针组成　基本与第一代相同。

（2）第二代骨减压针优点　柄部增加了方向切面。

（3）第二代骨减压针缺点　钻骨完成后不能直接抽吸骨髓，再穿入骨孔抽髓时需要多方位寻找，操作烦琐。

3. 第三代钩活骨减压针

参照骨髓穿刺活检针的套管、孔镜骨钻的特点，优化形成第三代钩活骨减压针。

（1）第三代钩活骨减压针组成　在第二代钩活骨减压针针尖、针身、针柄不变的前提下，增加了套管针，而且其钩翼可移至套管针的上端（图2-2-6）。

（2）第三代钩活骨减压针优点　根据孔镜的结构特点，形成套管式钩活骨减压针，针芯抽出后，通过套管的尾部连接注射器进行抽吸，非常便捷。

（3）第三代钩活骨减压针缺点　在操作过程中发现，由于管壁较薄或刚性硬度问题，套管的头部钻进骨内时易变形或损坏，断裂于骨内而造成事故（图2-2-7）。

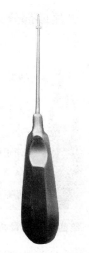

图 2-2-6　第三代钩活骨减压针

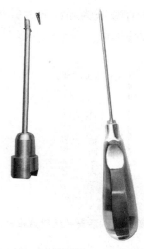

图 2-2-7　第三代钩活骨减压针头部
钻进骨内时易变形或损坏

4. 第四代钩活骨减压针

针对前三代缺点，更换坚硬材质，改进套管的头部结构为圆刃形，钻骨的锐利性和坚固性大大提高，形成专利钩活骨减压针（图 2-2-8）。

（1）第四代钩活骨减压针组成　两针一柄组成：①套管针部分（图 2-2-9）；②直锥针部分（图 2-2-10）；③方向柄部分（图 2-2-11）。

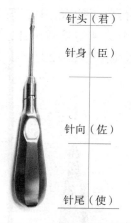

图 2-2-8　专利钩活骨减压针

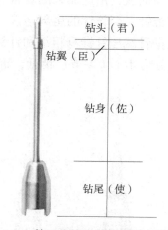

图 2-2-9　第四代钩活骨减压针套管针部分

分型：关节型 2.7（3.5、4.5、5.5、6.5、7.5）、腰骶型 2.2（3.5、4.5、5.5、6.5、7.5）、髂胛型 1.8（3.2、4.2、5.2、6.2、7.2）、颈胸型 1.8（3.0、4.0、5.0、6.0、7.0）。

材质、硬度、保养、寿命：钩活骨减压钩錕针由 4Cr13 和 3Cr13MO 材料制成，具有良好的耐腐蚀性能，具有相应的硬度和韧性。使用后一定要进行清洗、擦干、消毒。贮存条件为湿度不超过 80%、无腐蚀性气体、通风良好的室内。使用寿命为 10 人次。

结构：钩活骨减压钩鍉针分为针头、针身、针柄、针尾四部分，由套管针、直锥针、方向柄三部分组成。

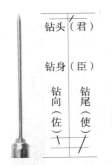
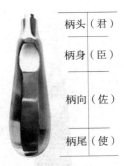

图 2-2-10　第四代钩活骨减压针直锥针部分　　图 2-2-11　第四代钩活骨减压针方向柄部分

头部硬度为 509 ～ 579HV。刃口 5mm 内和钩身 3mm 处的表面粗糙，粗糙度不大于 0.8μm。其余部位粗糙度不大于 0.4μm。

产品头部和柄的连接牢固，能经受 294N 的拉力而不松动，对接光滑，美观协调。

针头由 3 个 "V" 字斜面组成三棱锥，分直锥针和套管针。针头的长度根据部位的不同分为 0.5cm、0.8cm、1.0cm、1.3cm。

方向柄与钩翼的方向相同。

（2）第四代钩活骨减压针的优势　　钩活骨减压钩鍉针由传统骨减压针和孔镜中的骨钻组合革新而成，由此而来的套管针和直锥针，两部分融合在一起，达到一定深度后，退出直锥针，套管针的尾部连接一次性注射器进行负压抽吸，达到降低骨内高压的作用，根据骨减压针针身粗细和针头至钩翼的长短分为 4 型骨减压针，针身的长短根据需要又分为 4 个（关节、腰骶、髂胛、颈胸）型号（图 2-2-12）。

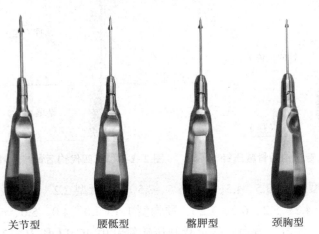

关节型　　　　腰骶型　　　　髂胛型　　　　颈胸型

图 2-2-12　钩活骨减压钩鍉针 4 型骨减压针

针头为三棱锥形，钩翼是由两个月牙形小钩头组成的，直锥针针头的三棱锥斜面与套管针的斜面吻合一致，套管针为一个管腔形，尾部与注射器吻合，针头坚硬不变形，柄部呈类圆柱状，有明确的方向标志。

①可有效控制钩活骨减压术的深度。

②有了钩翼，达到钻骨钩筋同时治疗的目的，使骨内压和骨外的筋匹配协调，真正达到筋骨同治、软硬匹配、内外压平衡的目的，这是最大的治疗优势。

③由于巨大钩柄的出现，操作非常便捷，明显优于T形骨减压针。

④增加了钩柄的方向，操作者通过手柄就能知道淹没在皮下的两个钩翼的方向。

⑤根据孔镜的结构特点，形成套管式骨减压针，针芯抽出后，通过套管的尾部连接注射器进行抽吸，非常便捷。

⑥套管的头部是特殊钢材制作、外形为3个斜"V"形组合，与管身一起热压成型，紧密相连，不变形，不脱落。锐性系数高，钻骨作用强。

⑦管座有一个凹槽与针柄的凸起相吻合，合为一体，共同钻骨，管座的中央是一个斜面圆锥孔，与注射器严密吻合，抽吸骨髓。

⑧钩活骨减压针针芯和套管密切配合共同完成治疗。

⑨该针具操作便捷，安全系数高，钻骨锐利，可有效控制深度、钩度、旋转度，骨内压（硬压）、骨外压（软组织压）同时治疗，内外结合，软硬结合，瘀血排出，平衡建立。

（3）第四代钩活骨减压针缺点

第四代钩活骨减压针是比较完善的产品，临床应用5年，安全可靠，但是需要反复消毒。由于骨减压针是管腔类器械，冲洗清洁过程比较复杂，存在临床感染的风险。

5. 第五代钩活骨减压针

第五代钩活骨减压针即一次性使用钩活术钩鍉针刺探针，在继承第四代钩活骨减压针优点的同时，创新发展，从材料和外观上均进行了创新改良。

一次性使用钩活术钩鍉针刺探针属于中医针具钩鍉针系列中的硬组织针具，加强了无菌观念，有效控制了院内感染。

（1）一次性使用钩活术钩鍉针刺探针的组成　由针头、针身、针柄、针尾4个部位组成，四部分之间的关系为君、臣、佐、使配伍。特点结构为套管针、直锥针、吻合向、钩翼组合而成，以钻、管、钩、翼为特点。完整的一次性使用钩活术钩鍉针刺探针由套管针和直锥针紧密嵌合组成。

套管针部分和直锥针部分分别是一个独立体，独立体设计依然以君、臣、佐、使配伍。

针柄与直锥针为一体结构，其柄头即直锥针的针向加针尾部分，与套管针针尾结构吻合衔接，针柄整体依然以君、臣、佐、使配伍（图2-2-13）。

①直锥针：一次性使用钩活术钩鍉针刺探针的直锥针为刺探针

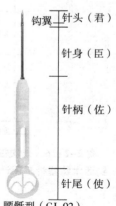

钩翼　针头（君）

针身（臣）

针柄（佐）

针尾（使）

腰骶型（GJ-02）

图 2-2-13　一次性使用钩活术钩鍉针刺探针的组成

主体，操作时与套管针相互吻合，由针头、针身、针柄、针尾4个部分组成，四者君、臣、佐、使配伍，根据针头和针身的长度和直径大小不同分4个型号（图2-2-14）。

②套管针：一次性使用钩活术钩鍉针刺探针的套管针为直锥针外套部分，二者工作时相互吻合，由针头、钩翼、针身、针尾四位组成，四部分之间的关系为君、臣、佐、使配伍（图2-2-15）。

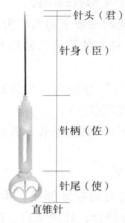

图2-2-14　一次性使用钩活术
钩鍉针刺探针的直锥针

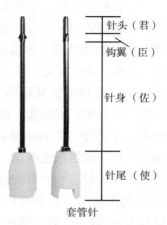

图2-2-15　一次性使用钩活
术钩鍉针刺探针的套管针

③针头：由头尖、头刃、头柱、钩翼组成，四者君、臣、佐、使配伍。头尖是直锥针的针头，头刃是直锥针的三棱刃和套管针的斜刃。头柱是由直锥针的针身顶端和套管针钩翼以上部分内外组合而成。钩翼即为套管针的钩翼。由医用钢材料制成。

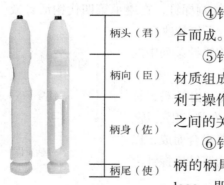

图2-2-16　一次性使用
钩活术钩鍉针刺探针的针柄

④针身：由直锥针的针身和套管针钩翼以下部分内外组合而成。

⑤针柄：一次性使用钩活术钩鍉针刺探针的针柄为塑料材质组成，与直锥针相连为一个整体，设有方向和握环，有利于操作和定向，由柄头、柄向、柄身、柄尾组成，四部分之间的关系为君、臣、佐、使配伍（图2-2-16）。

⑥针尾：一次性使用钩活术钩鍉针刺探针的针尾即针柄的柄尾，外形像一个圆环，圆环内部为一个"W"形的logo，即中华钩活术流派技术的logo标识。针尾与柄部连接处非常薄弱，用于毁形。

（2）一次性使用钩活术钩锃针刺探针分型与编码（表2-2-1）

表2-2-1　骨减压类一次性使用钩活术钩锃针刺探针编码及分型图

分型	编码	分型
关节型	GJ—01	君
腰骶型	GJ—02	臣
髂胛型	GJ—03	佐
颈胸型	GJ—04	使

注：GJ代表骨减压类，G代表骨，J代表减，根据部位不同而产生4个型号。

一次性使用钩活术钩锃针刺探针根据套管针和直锥针大小的不同，分为关节型、腰骶型、髂胛型、颈胸型4型，4型之间依然是君、臣、佐、使配伍。（图2-2-17）。

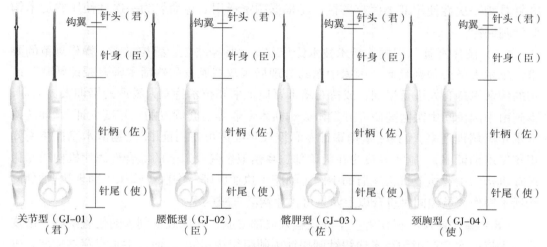

图2-2-17　一次性使用钩活术钩锃针刺探针

（3）一次性使用钩活术钩锃针刺探针的制造技术要求及工艺要求　对接光滑、工艺美观、协调大方。刃口应锋利，无缺口、卷口。除手持部位外，外表应无锋棱、毛刺和裂纹。硬组织类钩锃针的头部应经热处理，其硬度为510～580HV。硬组织类钩锃针应有良好的耐腐蚀性，表面粗糙度要求如下：刃口部位不大于1.6μm，头颈部位不大于0.8μm。头部与柄部、钩翼与套管针的连接应牢固，能经受180N的拉力而不松动。直锥针头身部材料为32Cr 13Mo钢；套管针头身部材料为12Cr 18Ni9钢；柄部尾部材料为ABS塑料。

（4）一次性使用钩活术钩锃针刺探针的灭菌要求　符合Ⅱ类医疗器械标准，取得Ⅱ类器械注册证编号；每批次符合GB/T15981—2021消毒器械灭菌标准。

（5）一次性使用钩活术钩锃针刺探针设计配伍要求和包装储运要求　探针由三部分组成，即套管针部分、直锥针部分、方向柄部分。

套管针部分：针头（君）、钩翼（臣）、针身（佐）、针尾（使）。

直锥针部分：针头（君）、针身（臣）、针向（佐）、针尾（使）。

方向柄部分：柄头（君）、柄身（臣）、柄向（佐）、柄尾（使）。

一次性使用钩活术钩鍉针刺探针：针头（君）、针身（臣）、针向（佐）、针尾（使）。

包装储运要求达到《包装储运图示标志》（GB/T 191—2008）要求。

（6）优势　套管针部分、直锥针部分、方向柄部分三部分智能化组合；整体与部分均遵循君臣佐使配伍，尺寸大小和编码清晰明了。直锥针锐形与套管针钝楔形组合，锐性中有钝性、钝性中有锐性、锐性和钝性结合。钻骨的过程形成阻力段，既加强操作者的手感，又加强了对骨膜的刺激。钩翼限定了深度，同时对软组织的钝性锐性分离和减压减张，体现十针法的同时使用。①钩翼大小与不同型号相匹配；②在材料方面，针柄舍弃了反复高温灭菌的金属材料，改用塑料材质，针头为硬刃医用钢材；③针具为一次性使用Ⅱ类医疗器械；④根据国家通用名称命名为一次性使用钩活术钩鍉针刺探针。

（7）操作人员　根据钩活术技术诊疗方案、临床路径、感控指南、操作规范的要求，施术人员必须经具有"国家中医药管理局医政司颁发的钩活术师资授课教师"证书的钩活术持有人进行培训，或持有培训资质证书和技术持有人委派的培训人员培训，得到由中国民间中医医药研究开发协会钩活术专业委员会颁发的"年度三证"，即《钩活术年度培训证书》《钩活术钩鍉针专利授权年度许可使用证书》《钩活术感控指南知识年度培训证书》。施术人员为在门诊部、乡镇卫生院及以上的综合性医疗机构或专科医疗机构为主要执业机构注册的中医（临床）执业医师、中医（临床）助理执业医师。钩活术操作人员须同时符合以上两条可执业钩活骨减压术。

（8）操作方法　操作者左手固定腧穴局部皮肤，确保破皮刺入的位置准确，破皮后右手持一次性使用钩活术钩鍉针刺探针（硬组织钩鍉针），使针尖垂直穿透皮肤，进入皮下组织；然后使一次性使用钩活术钩鍉针刺探针（硬组织钩鍉针）垂直于皮肤表面左右15°旋转到达骨面，刺探针探及针具与骨面的角度尽量达到90°；然后使用均等力量左右15°旋转钻骨，钻入骨皮质的深度以一次性使用钩活术钩鍉针刺探针钩翼的深度为标准。

一次性使用钩活术钩鍉针刺探针进入骨内相应深度，退出直锥针，留置套管针，套管针的尾部与一次性无菌针头注射器吻合，抽吸骨髓2～18mL。

完成钻骨抽吸后，操作者左手固定腧穴局部皮肤，右手固定一次性使用钩活术钩鍉针刺探针的套管针尾部，按照进针路线左右15°旋转，原路退针。"封口"后包扎。

（9）用途　脊柱、关节退变（增生）、骨坏死等引起的骨内高压症。适应证：静息痛、夜间痛、顽固痛、痛有定处或固定不移，或顽固性头晕、耳鸣、耳聋、功能受限等。

（10）注意事项　根据疾病位置之不同，合理选择相应的一次性使用钩活术钩鍉针刺探针。使用前检查针具包装有无破损、针具有无变形、有效期、针具编码。手法轻柔，切忌用蛮力，顺应插入，以免造成损伤，严防钩翼脱落。注意深度和角度，谨防刺探针刺入胸腔、腹腔、关节腔。

一人次一针具，一次性使用。医者与患者充分交流，观察不良反应，及时对症处理。针具使用后毁形，按照医疗废物规范处置。

（11）二类医疗器械注册证（图 2-2-18）

中华人民共和国医疗器械注册证

注册证编号：冀械注准 20232020197

注册人名称	河北真仁钩活术医学技术发展有限公司
注册人住所	河北省石家庄市新华区中华北大街 357 号 3 楼 311 室
生产地址	河北省衡水市深州市王家井镇王家井村
代理人名称	不适用
代理人住所	不适用
产品名称	一次性使用钩活术钩鍉针刺探针
型号、规格	GJ-02 61×2.2
结构及组成	见附表 1
适用范围	用于钩活骨减压术使用操作时特定穴位下探、拨、挑、刺组织。
附　件	产品技术要求
其他内容	环氧乙烷灭菌。
备　注	受托生产企业名称：河北沃德普克医疗器械有限公司

审批部门：河北省药品监督管理局

批准日期：2023 年 05 月 19 日
生效日期：2023 年 05 月 19 日
有效期至：2028 年 05 月 18 日

（审批部门盖章）

附表 1

注册证编号：冀械注准 20232020197

结构及组成：

刺探针由直锥针和套管针、保护套组成：

（1）直锥针：针头、针身为 32Cr13Mo 钢，针身圆柱尖状，针头为三棱锥形；针柄、针尾为本色医用 ABS 塑料，针柄为圆柱状，内中空，针尾为椭圆状，内为“W”形。

（2）套管针：针头、针身、钩翼为 12Cr18Ni9 钢，针身管形，针头为圆孔形，与直锥针吻合；针柄为本色医用 ABS 塑料，圆锥形，与直锥针针柄契合。

保护套：为医用 PVC 塑料软管，套在套管针针头和针身处保护针头。

图 2-2-18　中华人民共和国医疗器械注册证

中华人民共和国医疗器械注册证

注册证编码：冀械注准 20232020197；

注册人名称：河北真仁钩活术医学技术发展有限公司；

产品名称：一次性使用钩活术钩鎚针刺探针；

型号、规格：GJ-02 61×2.2；

适用范围：用于钩活骨减压术使用操作时特定穴位下探、拨挑、刺组织。

6. 针具原理

（1）降低骨表面张力　钩活骨减压术在骨骼表面的"骨突"、骨端位置，对骨质钻一"小孔"。"小孔"使整块骨骼表面的紧张度得到缓解，愈合的过程自行协调骨表面张力，使该部位骨骼紧张或舒缓度生理性协调，达到骨表面减张的作用。

（2）降低骨内压力　钩活骨减压术抽吸骨髓 2 ～ 18mL，使整块骨骼内部的压力得到缓解，骨髓抽出的过程使骨骼内部的压强发生巨大的变化，压力、压强的变化使静脉淤阻畅通，加强代谢，血液循环加速，因而骨内干细胞活跃再生，与舒缓的骨松质进一步协调，骨代谢的过程由恶性循环状态变成良性循环状态，达到骨内减压的作用。

（3）刺激骨膜　钩活骨减压术针尖和钩翼刺激骨膜，使骨膜的功能进一步改善，成骨细胞活跃，中老年人的骨骼代谢得到改善，功能得到恢复。

儿童时期，骨膜内的成骨细胞能不断地产生新的骨组织，使骨的表面增厚，使骨长粗，骨折后的愈合——骨的再生，也靠骨膜的成骨细胞。如果手术时骨膜剥离过多，骨的营养和再生会发生障碍，影响骨折端的愈合，甚至引起骨的坏死。老年人骨膜变薄，成骨细胞和破骨细胞的分化能力减弱，因而骨的修复机能减退。

（4）骨内外平衡　骨表面张力的降低，使骨骼紧张和舒缓度生理性匹配协调；压力降低，使其静脉淤阻畅通，加强代谢，血液循环加速，因而骨内干细胞活跃再生，与舒缓的骨松质进一步协调，骨代谢的过程由恶性循环状态变成良性循环状态；钩活骨减压过程对骨膜的刺激，使骨膜的功能进一步改善，成骨细胞活跃，中老年人的骨骼代谢得到改善。以上三者的出现降低了骨内外压力和张力，刺激骨膜成骨细胞活跃，通过骨膜的传导调整附着于骨膜上的软组织，达到骨内外平衡、软组织与硬组织平衡的治疗效果。

（5）筋骨同治　钩活骨减压技术是用直径为 1.8 ～ 2.7mm 的一次性使用钩活术钩鎚针刺探针调整筋骨关系，恢复关节骨和软组织的静态和动态的平衡，降低骨表面张力和骨内压力，调理骨外软组织，恢复骨和软组织的静态和动态的平衡，筋骨同治。

7. 针具前景

（1）钩活骨减压针皮肉筋骨同步治疗，一针治四位。

（2）在骨伤科方面出现一个新的治骨器械。

（3）在疼痛科方面出现一个新的减压止痛"武器"。

（4）在针灸科方面诞生一个新的针具。

在治疗各种疼痛疾病尤其是骨高压引起的疼痛方面具有独特的优势。

8. 硬组织钩鍉针君臣佐使配伍图（图 2-2-19）

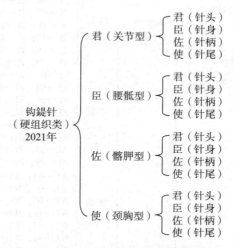

图 2-2-19　硬组织钩鍉针君臣佐使配伍图

9. 钩鍉针系统君臣佐使配伍图（图 2-2-20）

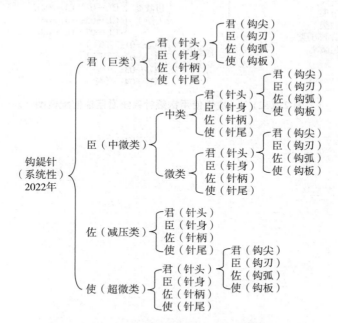

图 2-2-20　钩鍉针系统君臣佐使配伍图

10. 一次性使用钩鍉针系统君臣佐使配伍图（图2-2-21）

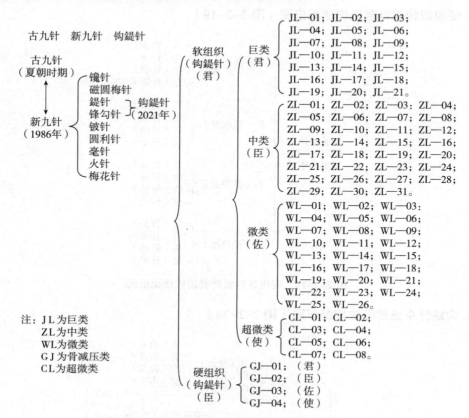

注：JL为巨类
　　ZL为中类
　　WL为微类
　　GJ为骨减压类
　　CL为超微类

图2-2-21　一次性使用钩鍉针系统君臣佐使配伍图

第三章　理论与操作

钩活骨减压术的理论体现在两方面，一方面是中医理论中的"瘀血"，瘀血入骨，病邪至深，病史之久，中药活血祛瘀鞭长莫及，患者深夜疼痛难忍，难以入睡，怪病属"瘀"也。另一方面是现代医学中的"骨内高压症"，由于软组织的各种运动状态，牵拉硬组织骨，硬组织骨产生对抗性的应力，日积月累使骨内压力逐渐增高，加之骨骼的支撑作用又是增加骨内压力的原因，不同部位骨质腔隙及骨髓组织间隙的压力，都由组织压和血管动力压组成，是反映骨内血流动力学和骨内循环状态最可靠的指标。

在生理状态下，骨内血液循环与骨外软组织的血液循环保持着一定的动态平衡，使骨内压在一定水平上维持稳定。骨的血流和骨内压之间是一种平行关系，骨内压在一定程度上反映着骨血流的生理状态。当骨内的血液循环受到某种因素的影响时，即可引起骨内压的改变，导致骨内高压或骨内低压；反之，当骨内的压力增高时导致骨内血液动力循环受到影响，造成骨内和骨外血液循环受阻，骨孔的通透性急剧下降，骨内压必然增高。骨内高压和血液循环受阻之间存在着必然联系，因此病理上形成恶性循环状态，破坏由此形成的恶性循环状态。钩活骨减压术通过针具钻孔抽瘀、直接快速减压减张、改善血运，是治疗骨内高压症的最佳选择。

钩活骨减压术的操作重点是无菌操作和"宁可不及，不能太过"的操作意识。

第一节　理　论

钩活骨减压术是钩活术技术的一个组成部分，治病原理为减压、减张、松解、疏通、立平衡而治病。最大的优势是对骨组织进行减压、减张、松解、疏通、立平衡。

一、组合治疗原理

从 n 个不同元素中，任取 m（$m \leqslant n$）个元素并成一组，叫作从 n 个不同元素中取出 m 个元素的一个组合；从 n 个不同元素中取出 m（$m \leqslant n$）个元素的所有组合的个数，叫作从 n 个不同元素中取出 m 个元素的组合数。用符号 $c(n, m)$ 表示。

1. 针法组合

推钻组合、钻抽组合、捣钻抽组合、推钻抽组合、刺推弹组合、推钻弹组合、推钻弹剥组合、刺推弹剥组合、刺推弹剥捣组合、推钻弹剥捣组合、挑刺弹剥捣钻组合、刺推弹剥捣钻组合、推钻弹剥捣钻组合、推钻弹剥捣钻抽组合、刺推弹剥捣钻抽组合、挑刺弹剥捣钻抽组合、钩割挑刺推弹剥捣钻抽组合。

2. 软硬组合

（1）软组织与软组织间组合　人体软组织与软组织之间、软组织与硬组织之间都是非常默契的组合。

钩活术技术通过钩治十治法的综合使用，使不协调的软组织与软组织之间形成的病理性组合重新恢复生理性组合。

（2）软组织与骨膜之间组合　人体的软组织是附着在骨膜上的一种组合。

钩活骨减压术的操作是既钩治软组织又刺激骨膜的组合形式。

（3）骨膜与硬组织组合　人体的骨膜是骨表面的外层，与骨皮质形成一个紧密的组合。

钩活骨减压术在钻骨时首先锐性刺激骨膜，然后锐性进入骨内，跟随其后的钩活骨减压术针具中的钩翼钝性刺激骨膜与骨表面，使骨膜与骨重新协调平衡，操作过程同时刺激骨膜与骨，是两种治法的组合。

（4）软组织与硬组织组合　人体是软组织与硬组织的组合体。

钩活骨减压术的操作过程既钩治软组织减压减张，又钻骨抽瘀减压、减张，是软硬同治的组合。

软组织与硬组织骨的组合操作是中医治病总体观念的体现（图3-1-1）。

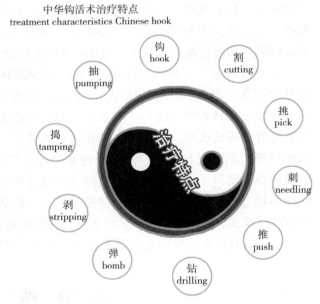

图 3-1-1　钩活术治疗特点

3. 治法组合

钩活术技术包括钩活术、钩活骨减压术，钩鍉针完成钩、割、挑、刺、推、钻、剥、弹、捣、抽，通过钩治法、割治法、挑治法、针刺法、放血法达到减压、减张、疏松、温补、平衡等治病的目的。

（1）钩治法　钩活术的钩治法是指钩鍉针进入软组织，利用钩弧和钩板的组合提拉局部软组织。钩活骨减压术的钩治法是利用钩翼产生的钩治作用，一次性使用钩活术钩鍉针刺探针进针时钩翼的前端进行钝性分离，而退针时左右旋转15°钩翼，对软组织进行"螺旋形"钩治，调整软组织的张力和压力。

（2）割治法　钩活术的割治法包括割脂法和割膜法，利用钩鍉针钩尖和钩板的组合进入皮肤，割开脂肪以割脂；利用钩鍉针钩尖和钩刃的组合割开皮下"白膜"以割膜，达到调整局部软组织以治病的目的。

（3）挑治法　钩活术的挑治法是指钩鍉针进入软组织，利用钩尖和钩板的组合挑拨局部软组织，尤其对浅筋膜的挑治，达到挑而调的目的。钩活骨减压术是利用一次性使用钩活术钩鍉针刺探针的钩翼尖端，进行挑治。

（4）针刺法　钩活术技术的针刺法包括软组织刺法和硬组织刺法。软组织刺法是指钩鍉针的钩尖刺入皮肤浅筋膜、肌肉等软组织；硬组织刺法是指钩活术钩鍉针刺探针的尖部刺入骨膜和骨组织，达到刺法（强刺、中刺、弱刺）以治病的目的。钩活骨减压术为硬组织刺法。

（5）放血法　钩活术技术的放血法包括软组织放血和硬组织放血。软组织放血是指通过钩鍉针治疗后，挤压针孔周围软组织，排出局部软组织瘀血；硬组织放血是指通过一次性使用钩活术钩鍉针刺探针进行钩活骨减压术治疗，抽吸骨髓，达到排出骨内瘀血以治疗顽固性疼痛的目的。

以上 5 个治法通过对软组织和硬组织的治疗达到的作用如下（图 3-1-2）：

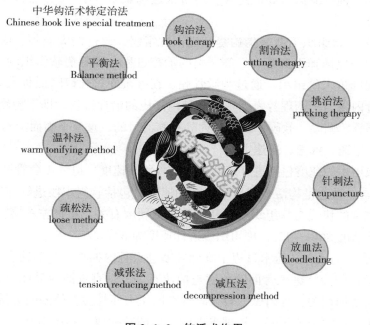

图 3-1-2　钩活术作用

（1）减压　利用钩活术技术进行减压包括软组织减压和硬组织减压。软组织减压是指钩鍉针进入软组织，通过钩弧和钩板的组合提拉局部软组织，使局部肌纤维、筋膜等软组织之间压力减小。硬组织减压是指一次性使用钩活术钩鍉针刺探针进入骨组织后，利用套管针抽吸骨髓，降低骨内高压，即硬组织减压。由于钩活骨减压术进出针时钩翼又对软组织减压，因此进一步调整了软组织和硬组织之间的压力。

（2）减张　利用钩活术技术进行减张包括软组织减张和硬组织减张。软组织减张是指钩鍉针进入软组织，通过钩刃的割治作用，使局部肌纤维等软组织断开回缩，张力减小。硬组织减张是指一次性使用钩活术钩鍉针刺探针进入骨组织，对骨面进行"打孔"，即可使骨组织之间的张力减小，即硬组织减张。由于钩活骨减压术进出针时钩翼又对软组织减张，因此进一步调整软组织和硬组织之间的张力。

（3）疏松　利用钩活术技术进行疏松包括软组织疏松和硬组织疏松。软组织疏松是指钩鍉针进入软组织，通过钩弧钩板提拉、钩刃割开、钩身提插、钝性与锐性分离，达到疏通和松解软组织而治病的方法。硬组织疏松是指一次性使用钩活术钩鍉针刺探针进入骨组织后，通过强刺骨膜、骨表面减张、骨内减压，达到疏通调理硬组织而治病的方法。

（4）温补　利用钩活术技术进行温补包括软组织温补和硬组织温补。软组织温补是指钩鍉针进入皮肤后，由浅入深为补法，深入过程中或有停顿，如常用的"烧山火"法。硬组织温补，一是指钩鍉针钩弧的顶端抵触骨面后，通过钝性按摩刺激骨膜，达到温补改善冷凉症状而治病的方法；二是钩活骨减压术操作过程中向前推进的过程和针尖钩翼锐性、钝性刺激骨膜的过程，通过推进和刺激骨膜，达到温补改善冷凉症状而治病的目的。

（5）平衡　软组织平衡是指钩鍉针进入软组织，通过钩尖强刺、钩弧钩板提拉、钩刃割开、钩身提插弹剥调理皮、筋、肉的治疗过程，即平衡软组织的治疗。硬组织平衡是指钩鍉针进入硬组织，通过刺激骨膜、在骨表面打孔以降低骨表面张力、抽吸骨髓以减小骨内压力，调理骨表面张力与骨内高压的治疗过程，即平衡硬组织的治疗。钩活术达到调软、调硬、软硬平衡、骨内外平衡的目的，重建平衡而治病。

4. 速度（进速、抽速、退速）

钩活骨减压术的速度包括进针速度、抽出骨髓的速度、退针（套管针）速度。

（1）进速　进速是钩活骨减压术进针的速度，包括软组织段进针速度和硬组织段进针速度，速度的快慢与软组织厚薄和硬组织骨硬度有关。将针左右旋转15°角进针，软组织段进针速度为 6～12s，硬组织段进针速度为 6～24s。

（2）抽速　钩活骨减压术过程中准确判断进入骨内抽吸骨髓的速度。①一次性使用钩活术钩鍉针刺探针进入骨面的角度与抽速有关，垂直骨面为最佳位置；②骨内压的高低与抽速密切相关，骨内压力较大时骨髓因压力而外溢，外溢的力量不抽而自溢，速度自然很快，反之速度较慢。根据患者的反应调整抽速。利用 5mL 一次性使用无菌注射器抽吸 1mL 的时间为 5～36s。

（3）退速　套管针退出的速度比进入的速度可稍快一些，速度的快慢与硬组织骨的硬度密切相关。硬组织段退针速度为 6～12s，软组织段退针速度为 1～5s。

5. 减角与减向

钩活骨减压术的减角和减向是指硬组织骨面与一次性使用钩活术钩鍉针刺探针的

成角方向，以钩鍉针顺利进入骨内抽吸骨髓为原则，所以在操作过程中通过调整钩鍉针角度和方向达到垂直于被减骨的骨面为目的。钩活骨减压术减角 90°，减向垂直于骨面。

6. 减量

减量为一次抽出骨髓的总量，一次减量为 2 ～ 18mL。

7. 深度

钩活骨减压术的深度包括软组织深度和硬组织深度，更重要的是硬组织深度，由一次性使用钩活术钩鍉针刺探针的钩翼进行限制，分别为关节型 1.4cm、腰骶型 1.2cm、髂胛型 1.0cm、颈胸型 0.6cm。

8. 减欲

钩活骨减压术的减欲是指骨减压术的欲望值，根据不及与太过原理，宁可不及，不可太过，所以在操作过程中如果减压不成功，应马上放弃减压；抽吸骨髓最多 18mL，骨髓依然在外溢，证明骨内压依然很高，但是即使骨内压力再高，也必须停止抽吸。观察 7 ～ 14 日，仍有骨内高压症状可再次减压。

二、特定手法

特定手法是指钩活骨减压术操作手法，依次为触骨法（锐性触骨法和钝性触骨法）、钻骨法（锐性钻骨法和钝性钻骨法）、抽瘀法。

1. 触骨法（锐性触骨法和钝性触骨法）

钩活骨减压术的触骨法是指针头触及骨面的手法，包括触及骨膜和骨质，分为锐性触骨法和钝性触骨法。《灵枢·官针》："凡刺有五，以应五脏。"这是从五脏应合五体（皮、脉、筋、肉、骨）的关系将刺法分成 5 种，故又名五脏刺。"输刺者，直入直出，深内之至骨，以取骨痹，此肾之应也。"这是一种直进针，直出针，深刺至骨骼的一种刺法，与十二刺中的短刺、输刺相类似。输是内外疏通的意思，故称输刺，以刺骨痹（包括深部病证）。根据输刺的含义，钩活骨减压术利用一次性使用钩活术钩鍉针刺探针钩翼的前端抵触骨面后，通过钝性按摩刺激骨膜，达到补肾、补骨、补阳的目的。

（1）锐性触骨法 指利用一次性使用钩活术钩鍉针刺探针的直锥针针头触及骨膜和骨面的手法。

（2）钝性触骨法 指利用一次性使用钩活术钩鍉针刺探针钩翼触及骨膜和骨面的手法。

2. 钻骨法

钩活骨减压术的钻骨法是直接钻骨，分为锐性钻骨法和钝性钻骨法。根据《灵枢·官针》五体（皮、脉、筋、肉、骨）的关系理论，病之入骨，骨之病，深至骨内，祛除骨之瘀积，触骨、刺骨、放骨血。钩活骨减压术利用一次性使用钩活术钩鍉针刺探针穿过软组织，直接钻骨，通过锐性强刺和钝性慢刺骨膜进入骨内，完成钻骨。

（1）锐性钻骨法 指利用一次性使用钩活术钩鍉针刺探针直锥针的针尖进行钻骨

刺入的手法。

（2）**钝性钻骨法** 指利用一次性使用钩活术钩鍉针刺探针套管针的头部钝性扩宽钻骨通道的手法。

3. 抽瘀法

钩活骨减压术抽吸骨髓的手法为抽瘀法。

在治疗过程中同时实施触骨法、钻骨法、抽瘀法，可降低骨表面张力，减小骨内压力，达到刺骨、治骨、减（骨）压、减（骨）张、排（骨）瘀、疏通（骨）的目的，又称骨放血。

4. 分离法（进退针分离软组织）

钩活骨减压术在进针过程中针尖进行软组织锐性分离，紧随其后是钩翼对软组织的钝性分离，分离法体现在进针的全过程；完成钻骨抽吸后，退出软组织的过程中其钩翼对软组织进行锐性、钝性混合分离。

三、补泻

根据补泻法的原理，钩活骨减压术的治疗先补后泻，以泻法为主。

分离法为先补后泻，补中带泻；触骨法中锐性触骨泻法为主，泻中带补，钝性触骨法为纯补法；钻骨法与分离法基本一致，为先补后泻，补中带泻；抽瘀法抽吸骨髓，排出瘀血，为泻法。

四、不及与太过理论

钩活术技术的不及与太过理论既适用于钩活术，也适用于钩活骨减压术。

钩活术不及与太过理论为"宁可不及，不能太过"。过度即太过的治疗，不但影响临床疗效，而且会降低钩活术安全系数。钩活骨减压术依然遵循"宁可不及，不能太过"的理论进行临床操作，具体体现在以下方面：

（1）**速度快慢** 钩活骨减压术的进速、抽速、退速都必须有所控制，过快会伤及正气，宁可降速不能超速，保证安全。

（2）**抽瘀多少** 通过钩活骨减压术抽吸骨髓降低骨内高压，抽吸骨髓的量依据临床症状轻重和抽吸过程中骨髓是否外溢而定，规范量 2 ～ 18mL。症状较重者抽吸过程中骨髓外溢明显时抽吸 18mL，其他情况相应减少。抽吸 2mL 即可达到降低骨内高压的作用，大于 18mL 会造成骨髓损伤，这就是钩活骨减压术"宁可不及，不能太过"的治疗原理。

（3）**思维欲望** 医者仁心也，医者意也。钩活骨减压术的操作者必须用仁心之术，精心、细心、耐心地进行操作。医者在操作钩活骨减压术过程中也可急于求成，进行速度加快、抽吸骨髓量加大等蛮性操作，对患者造成伤害，形成过量、过度治疗，必然造成不良后果。在操作过程中，操作者的欲望一定要平稳或降低，根据钩活骨减压术不及与太过理论，欲望宁小不大。

五、治病原理

钩活骨减压术首先对软组织减压、减张，进入骨膜进行锐性刺激，继而再行钝性刺激，进入骨面打孔、减张，最后进入骨松质抽吸骨髓，降低骨内高压。

（1）减压原理　钩活骨减压术通过一次性使用钩活术钩鍉针刺探针的钩翼自内向外钩治，钩治的过程解除了局部软组织的压力；抽吸骨髓的过程达到了降低骨内高压，从而达到软组织、硬组织减压的目的。异常压力得到释放。

（2）减张原理　通过一次性使用钩活术钩鍉针刺探针的钩翼自内向外的过程，钩治的过程解除了局部痉挛、挛缩的软组织的张力；钻骨的过程降低了骨皮质的张力，从而达到软组织、硬组织减张的目的。异常张力得到释放。

（3）松解原理　钩活骨减压术操作的过程疏松和协调了局部软组织和硬组织，达到松解的目的。

（4）疏通原理　通过钩活骨减压术的钝性分离和锐性分离，通畅气机，疏通经络，尤其是抽吸骨髓，使骨内高压骤降，局部血液循环急速加剧，达到疏通目的。

（5）破坏恶性循环"环"原理　骨关节退变、骨坏死引起骨内高压，骨内高压加速骨关节退变、骨坏死，形成恶性循环。钩活骨减压术筋骨同治，使软组织和硬组织骨处于相对平衡状态，破坏恶性循环的"环"，建立良性循环状态。

（6）不通则痛原理　"通则不痛，不通则痛。"经络不通，局部功能障碍，故出现痛、麻、冷、凉、木、胀、酸、眩、晕等症状。钩活骨减压术筋骨同治，软组织、硬组织同时减压、减张，骨内瘀血排出，通则不痛。

（7）不荣则痛的原理　经脉得不到荣养，就会产生疼痛。钩活骨减压术利用补法、泻法、抽法综合治疗，活血祛瘀，补气补血，荣养经脉，疼痛消失。

（8）祛瘀生新原理　钩活骨减压术对软组织和硬组织放血，尤其是硬组织抽吸骨髓 $2 \sim 18mL$，减小骨内高压，祛除瘀血，新血而生。

（9）平衡原理　钩活骨减压术对硬组织、软组织同时减压、减张，调理骨内、骨外压力的平衡，最终达到皮、筋、肉、骨的四维平衡。

（10）骨破坏再生原理　人体的骨骼是由活的骨细胞所构成的人体框架，当人体受到超负荷的各种暴力作用时，骨架的连续性受到破坏，发生骨折。骨坏死则是骨细胞失去活性，继而发生坏死，在应力的作用下，发生碎裂、塌陷、变形等。因此，骨细胞的变化是骨坏死的基础，而骨骼的变化则是应力作用下的表现。应力使骨骼改变，因而骨骼内的压力也必然增加，骨骼内压力的增加必然影响骨血液循环，骨内压力的增加既是病理因素又是致病因素。骨内压力的解除是治疗股骨头无菌性坏死、骨质退变及由骨内高压引起疼痛的必然手段。

（11）生物力学原理　生物力学是应用力学原理和方法对生物体中的力学问题定量研究的生物物理学分支。其研究范围从生物整体到系统、器官（包括血液、体液、脏器、骨骼等）等。生物力学的基础是能量守恒、动量定律、质量守恒三大定律并加上描写物性的本构方程。生物力学研究的重点是与生理学、医学有关的力学问题，依研究对象的不同可分为生物流体力学、生物固体力学和运动生物力学等，提出在血液流动中引进外周阻力的概念，同时指出该阻力主要来自组织中的微血管。能量守恒、动量定律、质量守恒三大定律确定了医学中的相对平衡，功能障碍、疼痛麻木、骨质增生、椎管狭窄、侧弯畸形都是机体在自调平衡。若想治病止痛，应消除产生的力，也就解除了疼痛和功能障碍，达到通过医源物理性力的调整而治病的目的。

（12）应力阻尼运动原理　阻尼运动是运动中带有阻力，应力是阻尼运动的力量，随着人体频繁的阻尼运动，异常应力随之增加。异常应力的释放点集中于骨质某一个部位，进而出现症状。钩活骨减压术直接钻骨释放异常应力。

（13）骨膜医学原理　骨膜医学认为通过骨膜上的敏感点与内脏疾病和疼痛麻木疾病有密切关系，根据骨膜－内脏相关理论和全息理论对不同骨膜对应反应点的主治效能进行归纳分类，明确其适用范围，蒋春亭等在应用骨膜医学治疗内脏绞痛的研究中指出：

①内脏器官受自主神经系统支配，炎症、缺血、结石、平滑肌痉挛、化学物质等因子均可刺激内脏，导致传入神经兴奋而引起疼痛，同时也可导致自主神经传出活动亢进，说明许多内脏痛是由自主神经功能异常所致；刺激骨膜使自主神经系统中产生即时变化，特别是交感神经部分，可由治疗区血流的即时改变来证实；刺激骨膜对自主神经功能具有双向调节作用，从接受治疗患者的血压和肠鸣音的变化中可以看出。故通过刺激骨膜调节自主神经传入和传出冲动异常即可缓解内脏疼痛。

②某一内脏器官的感觉神经纤维与相应的骨膜上的感觉神经纤维都进入同一脊髓节段，与同一个后角神经元发生突触联系，并经脊髓上行纤维传到丘脑神经核和大脑皮层同一代表区。当内脏病变时，由于传入冲动增多，使脊髓内神经元的兴奋性提高，这时骨膜上平时不致痛的刺激变成致痛刺激，于是在与内脏相关的骨膜上便会出现敏感性压痛点，这种痛点按骨节分布，可扩散到全肢。刺激这些骨膜点，通过传入冲动激发中枢神经系统的调节机能，以有效调整相应内脏的功能，可达到镇痛之目的。

③刺激骨膜产生镇痛效果的刺激主要来源于骨内，其作用机制为：由于旧脊丘束的刺激致丘脑产生强刺激性止痛，这种作用已由将探针刺入猫的丘脑区而得到证实。内源性抗痛物质内啡肽在中枢神经系统中的释放亦在旧脊丘束区域，故刺激骨膜可产生此物质。临床观察证明，刺激骨膜点治疗内脏绞痛疗效确切，且高效、速效，疗效优于阿托品穴位注射组。

1966—2023 年，国内外学者对骨膜医学的应用研究及原理探讨取得了很大进展，形成独特的骨膜医学。利用一次性使用钩活术钩鍉针刺探针的直锥针头部锐性刺激骨膜和套管针的针头部钝锐混合刺激骨膜，从而达到治疗疼痛、麻木、冷凉、功能障碍的作用。

（14）交感原理　交感神经的活动比较广泛，副交感神经的活动比较局限，当机体处于平静状态时，副交感神经的兴奋占优势，有利于营养物质的消化吸收和能量的补充，有利于保护机体。当剧烈运动或处于不良环境时，交感神经的活动加强，调动机体许多器官的潜力，提高适应能力以应对环境的急剧变化，维持内环境的相对稳定。钩活骨减压术通过一次性使用钩活术钩鍉针刺探针锐性、钝性混合刺激骨膜，达到调节交感神经的作用，更好地发挥交感神经和副交感神经的调节作用。

（15）三维动态平衡原理　当骨质退变或骨内的血流循环受到某种因素影响时，即可引起骨内压的改变，在骨内相对密闭的骨腔内不能自行缓解，通过钩活骨减压术对局部骨钻孔、抽出骨髓、锐性/钝性刺激骨膜，改善骨内外血液循环，骨松质和骨腔张力和压力得到缓解，调整骨内与骨外软组织的动态平衡，由原病理状态恢复至动态平衡的生理状态。

（16）密闭开放原理　即"活水"原理、恶性变良性原理。当骨髓微循环普遍扩张和骨髓腔内容物增加时，相对密闭的硬壳骨腔不能自行缓冲调节，迫使骨内压力升高。由于骨内静脉受阻、压力增高，毛细血管血流减少而淤滞，进而发生渗出水肿，又会加重淤滞，形成恶性循环。钩活骨减压术钻孔抽吸骨髓，开放密闭硬壳，抽液而"活水"，使恶性循环变良性循环，阻止骨内高压的发生和发展，既治病缓解疼痛，又防病建立良性循环。

六、优势特点

钩活骨减压术的治疗过程首先通过软组织减压、减张，然后对骨膜进行锐性刺激、钝性刺激，骨钻孔减张，抽吸骨髓，降低骨内高压。

（1）三术合一　经皮穿刺骨膜刺激术、经皮穿刺钻孔减压术、经皮穿刺髓芯减压术三术合一，同时施治，免去单一手术之苦。

（2）智能组合　钩活骨减压术不仅把以上"三术"同时施治、三管齐下，而且"三术"之间智能化组合治疗疾病，高效、速效。

（3）双刺骨膜　直锥针的针尖为三棱锥形，配合套管针的斜刃直接锐性刺激骨膜，达到经皮穿刺骨膜锐性刺激术的作用；进入骨面后，其限定深度的"钩翼"通过左右旋转钝性刺激骨膜，第二次达到经皮穿刺骨膜刺激术的作用。第二次是钝性刺激，与第一次的锐性刺激相互补充。锐性、钝性刺激骨膜，协同作用，调节交感神经，补阳调气，疏通经络，滋补肝肾，壮阳健身。

（4）筋骨同治　钩活骨减压术钻骨、抽髓、减压，在治疗过程中，一次性使用钩活术钩鍉针刺探针的"钩翼"不仅钝性刺激骨膜，调节交感神经，而且对附着于骨周软组织的"筋"进行刺激、分离，调节骨面与周围软组织张力、压力，软硬同治，筋骨同治。

（5）型号分明　型号分明，限定深度，安全科学，一次性使用钩活术钩鍉针刺探针分为关节型、腰骶型、髂胛型、颈胸型4个型号，根据生理和治疗的要求，各型号进骨的深浅、钩翼的大小、直径的粗细、斜刃直刃的锐利度各有不同，体现了辨证施治、分类用针的中医特点。

（6）抽液限量　钩活骨减压术骨髓的抽吸有严格的限制，抽吸过多可造成骨内低压，抽吸不足达不到治病作用，但是钩活骨减压术依然严格遵循"不及"与"太过"原理，"宁可不足，不能太过"，宁可少抽吸，不能多抽吸，执行范围 2 ～ 18mL。

（7）严格无菌操作　操作过程遵照钩活术技术标准中《钩活骨减压术操作规范》（T/CARDTCM 007—2022）、《中医微创钩针（钩活术）技术感染预防与控制指南》（T/CARDTCM 009—2022）进行操作，针具一次性使用；在针具使用方面严格执行钩活术技术标准中《一次性钩活术钩鍉针使用标准》（T/CARDTCM 008—2022），一人一废弃，一次性使用。

（8）针眼皮损　钩活骨减压术皮损只有 0.2 ～ 0.4 ㎝，由于针具设计的合理性，皮损的外形为扁圆形，针眼小，无须缝合，属于中医微创术。

（9）方便简单　钩活骨减压术严格实施无菌操作，一次性使用针具，操作过程既方便又简单，患者在无痛治疗过程中祛除了瘀血、调节了平衡、得到了治疗。

（10）疗效独特　由于钩活骨减压术是三术的智能化组合，也就是有 3 种手术的叠加疗效，疗效独特。

（11）便于推广　钩活骨减压术操作规范，针具使用标准，感控指南明确，一次性针具使用方便，而且培训规范，所以便于推广。

第二节　骨内高压症

骨内压又称骨髓内压或骨髓压，其定义是指骨的血流动力在骨腔内或者骨质间隙内所产生的混合压力。它代表着不同部位骨质腔隙及骨髓组织间隙的压力，由组织压和血管动力压组成，是反映骨内血流动力学和骨内循环状态最可靠的指标。在生理状态下，骨内血液循环与骨外软组织的血液循环保持着一定的动态平衡，使骨内压在一定水平上维持稳定。骨的血流和骨内压之间的关系应是一种平行关系，骨内压在一定程度上反映着骨血流的生理状态。当骨内的血流循环受到某种因素的影响时，即可引起骨内压的改变，导致骨内高压或骨内低压。骨内高压是指骨内血流动力学异常所造成的骨内压持续增高的一种病理过程。

骨内高压症（intraosseous hypertension，IOH）是指以骨内高压为病理改变，表现为局部骨关节的顽固性疼痛的一种病证。其特点为患处具有典型的静息痛或夜间痛；骨内高压时，钻孔减压可以使静息痛立即缓解或消失，并长期有效。骨内高压症的提出为临床上诊断治疗骨关节疼痛开辟了一条新的途径。钩活术技术就是科学利用钻孔减压的方法治疗静息痛或夜间痛。

一、骨内高压症发病机制

骨内高压是指在某些因素的影响下，骨内压高于正常生理状态的一种现象。目前骨内静脉淤滞学说已被公认为是引起骨内高压的主要因素，而骨内微循环障碍是骨内高压的病理本质。一般来说，当骨髓微循环普遍扩张和骨髓腔内容物增加时，由于骨腔为一相对密闭的硬壳腔隙，不能自行缓冲调节，因而造成骨内压力升高。在病理情况下，当所有骨内静脉引流受阻或发生阻塞时，就会引起骨内压持续性升高，髓内动静脉压差减小，骨内毛细血管血流量减少，血流处于淤滞状态，继而发生渗出、骨间质水肿等，后者又加重骨内静脉引流障碍和组织受压，从而引起一系列血流动力学和血液流变学发生变化，使血液淤滞进一步加重，骨内高压与骨内病理改变相互作用，互为因果，形成恶性循环，最终导致骨内高压的发生和发展。也正因为如此，使得骨内压持续升高并长期存在，导致一系列临床症状。

二、骨内压的测量

目前国内外进行骨内压测量有以下两种方法：

1. 直接法

在被测量的骨骼上做一完整保留骨内膜的开窗术，后将微型压力传感器直接埋在骨内膜上，以进行骨髓腔内的压力测量。尽管这种方法对骨内压力变化反应较快，能详细观察骨内压的变化，但存在着操作困难、易于失败、对患者侵袭性较大及对松质骨无法进行测量等缺点。

2. 间接法

用骨穿针式套管针经皮穿入骨髓腔内，然后将针芯拔出，再连接聚乙烯导管（内装有 100～500mL 肝素生理盐水）连接压力传感器及显示系统。以液体为压力传导媒介，将压力由骨髓腔内引出，在体外进行测量。目前国内外大多数学者都是采用间接测量方法，但同样也存在以下缺点：测量系统组件繁多，传导路线长，操作复杂，测量精度较低并且每次测量完毕后进行下次测量时，需要核对传感器，调准仪表。

临床常用测量方法：患者仰卧位，膝关节微屈 5°～10°，分别选髌骨前面靠近基底部、股骨内上髁最高点上方约 1.5cm 处和胫骨结节内侧平面处作为进针点，2% 利多卡因局部浸润麻醉达骨膜下，用 16 号髂骨穿刺针在髌骨进针点与髌骨前面成 60° 夹角斜向髌骨下极进针，至松质骨内；股骨远端和胫骨近端用 26 号骨髓活检穿刺针分别在其进针点与骨皮质表面垂直旋转刺入松质骨内。抽出针芯，在穿刺针的套管腔及套口内缓慢注满肝素生理盐水，迅速接通骨内压测量仪及骨内压记录仪，稳定后的压力值即为基础骨内压值。

三、骨内高压症的诊断

1. 简易骨内压测量

①在患者大腿上段以气囊止血带加压后阻断下肢浅静脉回流，造成髓内静脉淤血，5min 后观察患者患肢疼痛情况，若出现疼痛或疼痛加重者为阳性，否则为阴性。②骨内压测量仪测量。③局压测量，即双大拇指叠加，局部加压于患处，寻找最痛的敏感点（或疼痛难忍）为阳性，因局部加压后骨内压由于外力的压迫压力急速增加而出现

疼痛加重或疼痛难忍。

2. 影像学检查

通过 X 线检查、B 超、CT、MRI 等，发现病变部位（骨）出现组织结构改变（骨质退变、骨质变形），如骨质增生、病骨外形改变、关节变形等。

3. 临床症状

以"疼痛"或麻木及功能障碍为主，甚至有典型的"静息痛"和（或）"夜间痛"。

4. 体征

有局部压痛或压敏、畸形、跛行、功能受限等。

须符合以上 4 条时，可诊断为骨内高压症。

四、骨内高压症的防治

骨内高压是骨科许多疾病的一个重要病理环节，往往出现在疾病的早期。因此，如阻止骨内高压的产生和发展，将对疾病的发展和预后产生重要影响。寻找理想的防止骨内高压产生和发展的措施，将是研究的重要内容。

1. 治疗

目前骨内高压症的治疗可分为手术疗法与药物疗法。减压术是治疗骨内高压症的有效方法，截骨术、骨皮质或骨松质开窗术、髓芯减压术、钻孔减压术、经皮穿刺骨减压术是以往采取的有效手术。大量研究结果认为，减压术治疗骨内高压症的机制可能是：①改善骨的静脉引流；②改善血液流变学状态；③孔处新生血管形成，增加骨内、外血液循环的通道；④打破骨内高压参与的恶性循环，从而使骨内微循环状态和代谢水平恢复正常。

因此，即使减压孔闭合或截骨处愈合，仍能有效地保持骨内压于正常水平。研究发现，股动脉外膜交感神经网剥脱术是治疗下肢骨内高压症的新方法，认为肢体的血管舒缩主要是受交感神经支配，股动脉外膜交感神经网剥脱术可以对肢体骨内血液有改善通畅、减少淤滞的作用。

2. 预防

结合近年来对骨内高压病理本质的深入研究，该病属于中医学"血瘀证"范畴，为中医治疗骨内高压症提供了理论基础。活血化瘀类中药治疗骨内高压，主要是改变"血瘀"状态，改变机体的血液流变学特性的异常，改善全身和骨内的微循环异常，改变骨髓微循环超微结构的病理状态，阻断骨内高压发生发展的恶性循环，骨内微循环和骨内环境逐渐恢复，使骨内压逐渐恢复正常。目前已开始应用的治疗可分为静脉滴注、肌内注射、口服、局部给药 4 种途径。物理方法的疗效已被临床实践所证实，其中具有活血化瘀、舒筋通络功能的中医手法治疗和超短波治疗最为常用。骨内高压是骨科许多疾病过程中的一个重要的病理环节，常常出现在某些疾病的早期。因此，如能阻止骨内高压的发生和发展，将对这些疾病的发展和预后产生重要影响。

五、骨内高压与骨性关节病的关系研究

骨内压是一个能较准确反映骨内血流动力学状态的客观指标。退行性膝关节病存在骨内高压，骨内压与退变膝的疼痛密切相关，早在 19 世纪 30 年代，就有学者注意到骨内静脉淤滞可导致局部生化环境的改变，使软骨母细胞的活动紊乱，软骨基质产生不正常，致软骨萎缩。由于静脉血内高张力的 CO_2 起着诱导物质的作用，引导骨化区细胞的分化沿着骨化生的方向进行，而且红细胞含量增加有助于稳定瘀血区的 pH 值，促进组织内碱性磷酸酶的活性，在骨的生成和消除二者的平衡中，有利于骨的生成。骨内压升高，骨内静脉淤滞，骨内静脉窦扩张，形成囊变、骨硬化及骨小梁增粗等病理变化，由骺端累及骨端关节面以致形成骨关节病。研究认为，骨内压升高后动静脉压差缩小，营养血管的血流减少，营养障碍引起骨小梁的损害；骨小梁在修复改建过程中引起骨质硬化，而关节软骨损害的始动机制之一就是软骨下骨的硬化梯度增加，吸收振荡的能力降低，使软骨承受的压力增大；同时硬化的软骨下骨还可以作用于关节的构型，影响软骨和骨的顺应性及负重时的最大接触面积。这些都可以加重关节软骨的损害，导致退行性改变及骨性关节炎的发生。所以骨内高压下的血流动力学、血液流变学异常，骨微循环障碍及其产生的代谢血液生化改变，引起骨组织结构及其生物力学的改变，骨内高压的长期存在，最终可导致骨关节病的发生。

1. 对关节软骨的影响

IOH 的持续状态对远端关节软骨产生不利影响，使软骨细胞分泌基质金属蛋白酶（MMP）1、MMP-3 增多，软骨基质中的胶原和蛋白多糖降解增加，软骨损害出现。刘炯对家兔研究分析：软骨的损害与 IOH 持续时间呈正相关。MMP-1 和 MMP-3 是骨关节炎（OA）的标志性酶之一。王力民用关节液采样分析：膝关节 OA 组和对照组（因外伤截肢或半月板损伤行手术治疗的患者），两组关节液中 MMP-3 含量和胃蛋白酶原 2（PCE_2）含量的相关性经线性分析显示，两者密切相关（$P < 0.01$）。同时刘炯对家兔股骨远端关节面软骨 II 型胶原天狼猩红染色标本的图像进行研究发现：胶原所占平均面积密度明显降低（$P < 0.05$），说明在未钻孔减压组（持续性 IOH）关节软骨基质中的胶原组织明显减少，软骨损害发生，并随时间推移而加重。大量的研究已证实关节软骨的损害是 OA 的重要病理变化，进一步提示 IOH 是 OA 的致病因素之一。

2.IOH 对疼痛的影响

在疼痛方面研究方面，研究结果存在较大矛盾。JONATHAN H. 在髋关节和膝关节 MRI 研究中发现：无 OA 的人中，膝关节痛组出现 IOH，而无膝关节痛组并未出现 IOH。这表明输入输出处理器（IOP）的增加能够诱发膝关节疼痛。同时，UCHIO Y 等分别对 11 例骨关节坏死和 11 例内侧膝关节炎患者实验研究显示出相反的实验结果：膝关节内侧髁 OA 与外侧髁 OA 的 IOP 无明显差别。这两者提示 IOH 与 OA 并不是平行关系。这与前文提到的 IOH 是 OA 的致病因素的结论相出入。

孙刚等研究表明，由于休息时骨的静脉引流失去肌肉泵的作用，骨内静脉淤滞更

加严重，IOP 进一步升高，加之休息时副交感神经紧张性增强，周围血管包括骨内血管扩张，即发生静息痛甚至夜间痛。但通常临床上 OA 的患者表现为胫骨内侧髁疼痛，在下蹲后做起立动作时最明显，在休息或者不负重时减轻，这与 IOH 引起的静息痛存在矛盾。

根据上文各种实验可推测，IOH 与 OA 互为因果，当骨内压超过某一界限是会出现关节疼痛。具体是什么界限或范围及 IOH 与 OA 之间的关系具体是通过哪些中间环节相互影响，还需进一步的研究。至于是否能够运用副交感神经传出拮抗剂以抑制副交感神经而降低 IOP 还不得而知，尚未见到文献报道，需进一步研究。

六、结论

骨内高压症是以骨内高压为病理改变，表现为局部骨关节顽固性疼痛的一种病证，往往出现在某些疾病的早期，具有典型的静息痛或夜间痛等特点。骨内高压症的提出为临床诊断治疗骨关节疼痛开辟了一条新途径。

髓芯减压术和钻孔减压术是治疗骨内高压症的有效手术方法。最近研究发现，股动脉外膜交感神经网剥脱术是治疗下肢骨内高压的新方法，认为肢体的血管舒缩主要是受交感神经支配，股动脉外膜交感神经网剥脱术可以对肢体骨髓内血液有改善通畅、减少淤滞作用。

骨内高压是骨科许多疾病过程中的一个重要的病理环节，常常出现在某些疾病的早期。因此如能阻止骨内高压症的发生和发展，将对这些疾病的发展和预后产生重要影响。目前研究发现采用手术、物理和药物治疗的方法对防治骨内高压症的发生和发展效果良好。

钩活骨减压术系经皮穿刺骨膜刺激术、经皮穿刺钻孔减压术、经皮穿刺髓芯减压术的 3 种术式智能优化组合，是治疗骨内高压症引起的静息痛、夜间痛、顽固痛的有效方法。

第三节　检查与诊断

中医望闻问切四诊的结果及病史和体格检查结果是医师对疾病作出正确诊断所必需的重要临床资料，而要获得正确的病史和检查结果，临床医师必须对与钩活骨减压术治疗相关的解剖、生理功能及各种病证的临床表现有较熟悉的了解，熟练掌握和正确运用各种检查方法，并能对取得的病史和检查结果进行综合分析和判断。因此，医师的业务素质和工作态度是取得正确的病史和检查结果的首要因素。病史应尽量由患者自己按时间顺序叙述。对于表达病痛语言能力不强、不精确者，医师要灵活地加以启发、诱导，对于与患者的疾病可能有关而患者未能讲述的病史，医师应追加询问。有时一个细节的疏漏，可能导致临床的判断错误。

一、病史采集（应体现骨内高压症的特点）

1. 一般项目

姓名、性别、职业、年龄、住址、电话、嗜好、饮食、既往史、疼痛伴随的症状、疼痛的性质、部位、时间、诱因等。

（1）普通问诊　重点询问患者的疼痛、麻木等部位、性质、规律；就诊前治疗情况，有无手术史；其他慢性病如高血压病、糖尿病、心脏病等，口服抗凝药与否，尤其是达比加群酯、利伐沙班、肝素制剂、华法林、阿司匹林等，如果在用药期一定注意凝血四项数值，防止出血。

（2）压痛　检查压痛应熟知被检查部位局部解剖，明确体表标志及分区等。先让患者用手指明疼痛的部位和范围，然后检查者用拇指指腹按压，一般从外围健康组织逐渐向病变区触诊。手法上应先轻后重，由浅入深。检查时，勿使用暴力，以减轻患者的痛苦和防止并发症的发生。要注意分析压痛反应的部位、深度、范围、程度和性质。局部深压痛、骨痛、压敏点即是骨内高压的表现。

（3）皮下组织及骨的触诊　①在颈肩腰背骨关节的诊断和治疗中要注意局部的检查，如深压痛，压敏痛。②特定时痛：有些疼痛总是固定于每天的某个时辰发作或加重，临床上以晨起、午后、夜晚比较多见。如腰痛入夜加重者，多为瘀血阻滞，经络不畅所致。③月经前痛：妇女在月经前疼痛者，凡经前疼痛者，多为实证。

2. 问诊疼痛

（1）头痛　头痛是指整个头痛或头的某个部位疼痛，临床上极为常见，外感、内伤、痰饮、瘀血均可引起。故对本证应仔细询问，认真辨证。

（2）颈项痛　见于外感及太阳经脉病变。若项痛连头，多为太阳经气郁滞。若颈痛引肩胛，为手太阳经脉病变。若颈项痛引肩背、腰部，为邪伤肾脏。扭伤性颈项痛，多表现为单侧，疼痛向肩背放射。诸上表现为夜间痛、静息痛。

（3）肩痛　常见于手太阴肺、手阳明大肠、手太阳小肠、手少阳三焦经脉病变。

（4）臂痛　臂部筋骨剧痛，酸沉重着多为痰湿留着，遏阻气血所致。

（5）背痛　病因多为瘀血。

（6）胁痛　即一侧或两侧胁肋部的夜间痛、静息痛，乳下两旁至肋骨尽处为胁。肋骨尽处之下称季胁。两胁为足厥阴肝、足少阳胆经所过。

（7）腰痛　即腰脊正中或腰部一侧或双侧的夜间痛、静息痛。腰为肾之府，故腰痛与肾关系最为密切。

（8）骶尾痛　即腰以下至尾骨部的夜间痛、静息痛，常见于外伤。

（9）关节痛　①胀痛是气滞作痛的特点。②刺痛是瘀血疼痛的特点。③割痛即疼痛如刀割般，多因热灼、瘀血阻滞所致。④牵引痛又称"掣痛"或"彻痛"，多由经脉阻滞所致。

二、实验室检查

遵照中国中医药出版社 2022 年 8 月出版的《钩活术技术标准》中《中医微创钩针（钩活术）技术感染预防与控制指南》（T/CARDTCM 009—2022）的术前检查要求。

1. 血常规。

2. 红细胞沉降率（ESR）。

3. 凝血四项检查。

4. 血清尿酸测定（UA）。

5. 传染病四项、肝肾功能、血糖。

6. 抗链球菌溶血素"O"测定（ASO）。

7. 类风湿因子与凝集试验（RF）。

8. 血清钾测定。

9. 尿液检查。

三、心电检查

心电图常规检查。

四、X 线检查

普通 X 线检查是颈肩腰腿痛的常规检查。该检查利用人体各组织对 X 线的自然吸收差别，在照片上形成黑白对比。大多数骨关节疾患可依据摄片表现作出定性、定量诊断或定位意见。摄片包括普通 X 线摄片和特殊 X 线摄片。普通 X 线摄片又称平片。主要用于观察骨骼密度、皮质形态、骨小梁数量、形态及分布，以及骨骼周围软组织情况。此外，据平片表现及临床体征，可决定是否需要进一步做其他特殊 X 线摄片检查。

平片常规投照位置有正侧位、双斜位、功能位，主要用于脊柱椎弓根、椎弓下椎间孔、上下关节突及骶髂关节，因为这些部位的病变只靠正、侧位投照往往显示不清，需要加斜位片。

骨与关节的正常与非正常 X 线摄片表现如下：

1. 软组织

其密度比骨组织低，呈均等性中等密度增高阴影。皮肤、皮下脂肪、肌肉、肌间隔、肌间脂肪的 X 线征象可形成自然对比。

2. 骨膜

正常情况下，骨松质外层的骨膜均不显影。如骨松质外可见骨膜影像，即表示骨膜异常。由于骨膜内含有丰富的神经末梢，故异常时可引起疼痛。

3. 骨皮质

骨皮质位于骨的最外层，X 线显示为密度增高的连续性均匀阴影，骨干中部较两端厚，到骨端仅呈一薄层线状。但某些关节由于功能的需要，骨端关节面皮质也可稍厚。其外缘光滑，血管穿过骨皮质的滋养孔，呈光滑的细管状密度降低的阴影。在肌肉或肌腱的附着处，有局限性的凹陷或隆起，边缘不光滑，这些部位往往是临床上软组织疼痛的手法治疗点。但在桡骨的肱二头肌粗隆和肱骨的三角肌粗隆，以及胫腓骨或尺桡骨的骨间膜附着的骨间嵴等处，骨皮质可出现凹凸不平或出现隆起、凹陷和切迹，边缘光滑，不可误认为病理情况。

4. 骨松质

骨松质较骨皮质密度低，内含有许多骨小梁，在 X 线下显示为密度较低的网状阴影。干骺端骨松质较多，骨小梁的排列呈海棉状，显影较清，骨干部位的骨松质稀薄，且因骨皮质遮蔽不易显影。骨小梁的数目受年龄、性别及部位的影响，骨小梁的排列方向按照优势应力的方向排列，并有交叉的小梁连接，如股骨颈、跟骨部位。

5. 骨髓腔

骨髓腔位于远离关节面的长骨干中，松质骨明显减少或不存在而被髓腔取代，脂肪及造血组织填充其间，X 线片上往往不能清晰显示；如能显示时，则表现为模糊无结构的密度降低的透亮区。

6. 关节间隙

四肢关节由两个或两个以上的骨端构成。靠骨端关节面的一层密质骨上覆盖着透明软骨。X 线摄片上两关节面之间见到的透光间隙代表透亮的透明软骨即关节软骨。由软骨覆盖着的两关节面间的间隙非常狭小，是一种潜在的间隙。如果在异常情况下，关节间隙内含有足够量的液体把关节面分开，此时 X 线摄片上透亮间隙代表关节软骨和关节间隙的总和。在人体、正常关节软骨的厚度因各关节而异，一般大关节为 2 ～ 4mm，小关节为 0.2 ～ 0.5mm，其周围包括 X 线摄片上不能显示的关节囊。关节间隙的增宽或变窄都表示异常，在临床上往往表现为各种原因所致的关节疼痛。

7. 关节面

关节面由骨端的骨皮质构成，表面覆盖着关节软骨，外缘光滑。

8. 滑膜及关节囊

正常时滑膜和关节囊在 X 线摄片上不显影。如关节内有积液而肿胀时，由于密度的增加，周围软组织的对比，X 线摄片上往往显示致密的膨隆阴影。

9. 韧带

韧带往往跨越两骨或几个骨之间，由关节囊以带状增厚的形式局部聚集强化而成，一般在 X 线摄片上不显影，但在大关节偶可见到。临床上由于炎症或外伤所引起的关节周围韧带疼痛，在 X 线摄片上影像往往表现模糊，有助于早期的诊断。

10. 关节附近脂肪阴影

位于关节囊外的脂肪垫和位于软组织间的脂肪线，在 X 线摄片上均呈透明的密度降低的阴影区，如有病变，即表现出阴影变形、移位、模糊或消失。

11. 脊柱

在正位片上，脊柱自颈椎到尾椎排成一直线。椎体呈横置长方形；棘突与椎体影重叠，位于正中线；横突在椎体的两侧，呈伸向外侧的横宽条状影。椎弓根在椎体两侧外上部，呈浓密环状影；在腰椎段两侧可见到呈三角形的腰大肌影。在侧位片上，成人脊柱形成 4 个曲度，颈椎向前弧凸，胸椎向后弧凸，腰椎向前弧凸，骶尾椎则向后弧凸。侧位时椎体显露得更清晰，外形呈长方形，两椎体间呈半透亮区，称椎间隙（各部椎骨特点详见局部解剖）。

12. 死骨

部分骨质的血流供应断绝后，骨质就会坏死、脱落，形成死骨。死骨的 X 线表现为密度增高的条块状阴影，在其四周为一透亮区所包围，常见于慢性骨髓炎。

13. 骨膜的变化

骨膜可因炎症、肿瘤、创伤等而出现增生性反应，产生骨化，使本来不显影的骨膜可在 X 线下显影。X 线摄片表现为骨骼增粗或呈不规则的隆起，骨膜改变可呈多种形态：①线型（平行型）：呈现为与骨皮质表面平行的线样阴影，多见于急性炎症开始。②成层型（葱皮型）：呈现为多层的线状阴影，似葱皮样，可见于炎症或恶性肿瘤。③垂直型：与皮质成垂直的针刺形，常见于恶性肿瘤。④散射型（日光型）：自皮质呈放射线状伸入附近软组织内，是骨肉瘤较为特殊的表现之一。⑤花边型：骨膜新骨呈花边状的外缘，隆起在骨干上，多见于慢性骨髓炎。⑥病灶一端与正常骨相邻处的三角形骨膜反应（Codman 三角），见于恶性肿瘤和化脓性骨髓炎等。增生的骨膜新生骨可被肿瘤破坏吸收，被顶起的相邻的正常骨膜反应活跃，新骨形成迅速，成为三角形致密阴影，又叫袖口征，可再被肿瘤等破坏而逐渐缩短或消失（图 3-3-1）。上述各种骨膜反应可混合出现。⑦形成骨膜包壳。

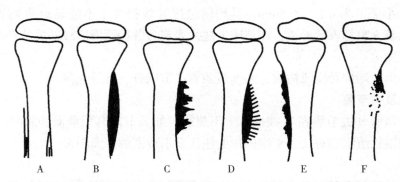

A.平行型　B.葱皮状　C.垂直针状　D.放射状　E.花边形　F.三角形、袖口征

图 3-3-1　骨膜增生的各种 X 线摄片表现

五、CT 检查

CT 是 computer tomography（计算机体层摄影）的缩写，它是用 X 线来对人体层面进行扫描，取得信息，经计算机处理而获得的重建图像。

1. 四肢及关节 CT 检查的适应证

CT 能早期识别骨与关节的退行性改变。对一些代谢性疾患引起的骨物质含量的改变作出评价。CT 扫描可确定骨骺分离、股骨头无菌性坏死等。

2. 脊柱、脊髓 CT 检查的适应证

脊柱、脊髓的 CT 由于有良好的密度分辨率，因而可使椎骨及椎管内外的软组织结构均可显影。用横断扫描、多平面影像重建及 CT 脊髓造影等技术，充分展示脊柱的复杂结构，能清楚地观察椎管内神经孔的形态和大小、椎骨及椎间关节的结构，以及脊髓、神经根、蛛网膜下腔、大血管及椎旁肌肉等软组织结构。有些信息是用常规检查不能获得的。因此，临床上该法主要适用于如下情况：

（1）椎间盘突出症　患者的症状多是由突出的髓核对其周围硬膜囊和神经根的压迫而产生。在 CT 检查时，用窄的窗宽可分辨出脱出的髓核与硬膜囊之间的密度差别，从而显示出硬膜囊受压的移位情况。CT 检查在坐骨神经痛的鉴别诊断上也有一定的价值，因退行性变的骨及软组织可突入侧隐窝及椎间孔，肿瘤、脓肿及其他盆腔内的肿块都可能压迫神经根、腰骶丛或坐骨神经而产生类似椎间盘突出的症状。

（2）椎管狭窄症　CT 是诊断及定位椎管狭窄的最准确方法，能观察椎管的形态，测量其前后径及面积，了解构成管壁的骨和软组织结构的异常，如骨质增生、椎小关节突增生肥大、黄韧带和后纵韧带肥厚、钙化和骨化等。

（3）骨折及脱位　在 X 线平片上，对椎弓骨折及骨折块移入椎管或椎间孔的患者极易漏诊，而 CT 检查能准确地测量病变对椎管及椎间孔的侵犯程度。另外，CT 检查对寰椎骨折不仅能够确诊，而且还能够观察腰骶椎骨折及脱位的移位程度，了解下腹部及盆腔的软组织损伤情况。

（4）先天性异常　因为 CT 不仅能显示骨，而且能显示软组织的结构。因此，对脊柱的先天性畸形能够全面了解。

六、磁共振（MRI）检查

磁共振（MRI）成像是利用原子核在磁场内共振所产生的信号经重建成像的一种成像技术。MRI 成像技术的临床应用，使疾病尤其是脊柱疾患的影像学诊断有了新的发展。与其他影像学诊断方法相比，它不仅能采用横断面、冠状面和矢状面图像来揭示病变部位的解剖结构及各种病理改变，而且是一项安全、无创伤的检查技术。

1. 四肢及关节 MRI 检查的适应证

（1）关节疾病　MRI 能显示关节的肌腱、神经、血管、骨和软骨等结构。治疗膝和髋关节疾病应用较多。

膝关节 MRI 主要用于检查半月板和韧带的损伤。半月板断裂多发生在后角，以矢状面 T2WI 最为敏感，于断裂处信号增高，T2WI 可帮助显示关节内积液和出血。MRI 诊断的准确率可超过 90%，比关节造影和关节内镜敏感。膝关节外伤引起胫、腓侧副韧带撕裂可在冠状面 T1WI 上显示，表现为韧带中断或不见。十字韧带撕裂在矢状面

T1WI上则表现为外形不整、断裂，在低信号的韧带内出现高信号。这些疾病在X线或CT上是难于显露的。

髋关节MRI主要用于早期诊断股骨头无菌性坏死和疗效观察。征象出现早于X线、核素成像和CT，且具有一定的特异性。在冠状面T1WI和T2WI上，股骨头内出现带状或半月状低信号区，其关节侧还可见强度不等的信号。

此外，MRI对于检查手部腱鞘囊肿、肩袖破裂和踝关节外伤也有一定的帮助。

（2）四肢骨骼病变　在磁共振断层摄影中皮质骨不产生信号，松质骨骼只能发出微弱信号，而含有脂肪的骨髓能发出较高的信号。如果这种情况有了变化，就意味着在骨骼里发生了病理性的变化，有可能在磁共振断层摄影中查明肿瘤转移和骨骼溃蚀。

2. 软组织病变

MRI主要用于诊断肿瘤、血肿、脓肿、滑膜囊肿等，可比较准确地确定病变的位置、大小、范围和邻近结构受累的情况，但多不能确定病变性质。

（1）颈椎病、颈椎后纵韧带钙化症　对脊髓型颈椎病及后纵韧带钙化的显示，断层扫描比CT更为优越。MRI成像可直接显示椎间盘骨刺及后纵韧带钙化对脊髓的压迫状况，尤其对显示颈胸段移行部位之脊髓压迫状态更为有利。

（2）腰椎椎管狭窄及滑脱　MRI成像能清楚地显示椎管狭窄及由于滑椎等所引起的椎间盘变性等变化。特别是可同时了解病变与蛛网膜下腔的关系；但对神经根微细变化，除对个别病例外，MRI成像的诊断价值较小。

（3）脊髓肿瘤　MRI检查脊髓肿瘤能够明确显示病变的部位、范围及其与神经轴的关系，如肿瘤是在脊髓内还是在脊髓外，在硬膜内还是在硬膜外；还能够清楚地显示肿瘤的形态与组织结构特点，从而有助于判断肿瘤的性质。

（4）股骨头无菌性坏死　核磁共振检查应用于股骨头无菌性坏死的诊断，具有显著的优点。①核磁共振主要是采用电磁波，是一种几乎无辐射的检查方法，因此对患者身体造成的损伤较小；②核磁共振检查的扫描范围较大，可以任意断面成像，提供较为详尽的病变组织信息，充分显示患者的病变部位，从而能够有效确定患者的病变部位；③核磁共振检查的检测速度相对较快，能够多层次、多角度进行成像，从而为临床诊断提供较为可靠的信息。

此外，MRI对先天性畸形和股骨头无菌性坏死比CT具有更好的诊断价值。

第四节　操　作

遵照中国中医药出版社2022年8月出版发行的《钩活术技术标准》中《钩活骨减压术操作规范》（T/CARDTCM 007—2022），结合临床操作制定钩活骨减压术的适应证、禁忌证、施术标准、操作步骤、注意事项、病历书写、疗程。钩活骨减压术的"术"字强调了无菌操作。虽是中医治疗不是手术，但是操作的过程已深至骨，必须严格执行无菌操作，预防深部感染。根据病情钩活骨减压术可单独施术，也可在钩活术后连续施术。

一、适应证

脊柱及四肢关节炎中晚期已导致 OA（各部位关节 OA、类风湿性关节炎、强直性脊柱炎等）、无菌性缺血性骨坏死、各种骨高压症（如足跟骨高压症等）、骨关节炎早期导致的骨充血疼痛综合征、顽固性骶骨、尾骨痛。

1. 骨坏死

主要病因是缺血，缺血则坏死，坏死愈合加剧缺血，形成恶性循环，如股骨头无菌性坏死，钩活骨减压术钻孔抽瘀，加速血运，改善疼痛，加快愈合，坏死骨得血则生。

2. 四肢关节骨退变引起的骨内高压症

各部位关节 OA 的中晚期，骨内血流动力学必然受到压力的影响而引起血液循环淤滞，长期得不到缓解，形成病理状态，久之引起骨内压力的增高，出现静息痛或夜间痛，如膝 OA、髋 OA、跟痛症。钩活骨减压术直接减压、减张，平衡压力，改变骨内血流动力学，治疗骨内高压症。

3. 脊柱关节骨退变引起的骨内高压症

脊柱关节退变、变形影响骨内动力学的改变，骨内血流循环淤滞引起骨内高压，出现顽固性静息痛和夜间痛，如椎管狭窄症、骨质增生症等，钩活骨减压术直接钻孔减压，即刻解除病痛，免去手术之苦。

4. 骨性关节炎导致的骨充血疼痛综合征

疼痛经久不愈、反复治疗无效及静息痛、夜间痛、顽固痛、痛有定处或固定不移，这是骨内瘀血的表现，直接钻骨放血，祛瘀生新，疼痛即止。

5. 强直性脊柱炎引起的骨内高压症

中晚期强直性脊柱炎由于炎症长期刺激，骨内静脉淤滞形成骨内高压，出现静息痛或夜间痛。钩活骨减压术既减硬组织压又减软组织压，筋骨同治，即刻解除疼痛。

6. 骨内高压引起的功能障碍

非肿瘤、非器质性病变，如骨内高压引起的暴聋、听力下降、耳鸣、顽固性头晕等。

二、禁忌证

遵照中国中医药出版社 2022 年 8 月出版发行的《钩活术技术标准》中《钩活骨减压术操作规范》（T/CARDTCM 007—2022）的禁忌证。

1. 发热，全身感染。
2. 施术部位和周围有感染灶。
3. 严重内脏疾病发作期。
4. 施术部位有难以避开的重要血管、神经或内脏。

5. 出血倾向，凝血功能不全（口服抗凝制剂）。

6. 定性、定位诊断不明确。

7. 体质虚弱、高血压病、糖尿病、冠心病患者慎用。

三、操作人员

遵照中国中医药出版社 2022 年 8 月出版发行的《钩活术技术标准》中《钩活骨减压术操作规范》（T/CARDTCM 007—2022）和《一次性钩活术钩鍉针使用标准》（T/CARDTCM 008—2022）的人员标准要求：具备执业医师资格，经过钩活骨减压术年度培训和获得专利许可的医务人员。

四、器械与腧穴要求

1. 根据部位选择相应型号的一次性使用钩活术钩鍉针刺探针。

2. 根据病证特点、病位及影像学检查结果选择钩活骨减压穴。

五、操作床要求

钩活术电动专用治疗床：高度（60 ～ 70cm）、宽度（60 ～ 70cm）、长度（200 ～ 220cm），前端直径 15cm 的圆形通气孔，有利于患者呼吸。特点：电动升降，前后电移，左侧有横梁，操作便捷。

六、施术标准

1. 骨骼及关节钩活骨减压术标准（自下而上）

（1）跟骨　①病史：足跟痛反复保守治疗效果不理想，排除其他疾病；②症状：足跟疼痛，静息痛、夜间痛；③体征：轻叩击跟骨周围剧痛；④影像：符合跟骨退变的表现；⑤血液检查：血液检查尤其是凝血功能正常。

（2）膝关节骨　①病史：膝关节 OA 疼痛，保守疗法反复治疗效果不理想，排除其他病；②症状：膝关节顽固性疼痛，或有静息痛、夜间痛；③体征：屈伸膝活动受限，股骨内外侧髁或胫骨内外侧髁深压痛，无膝关节积液征；④影像：符合膝关节退变的表现，Kellgren–lawrence（K–L）分级≥Ⅲ级；⑤血液检查：血液检查尤其是凝血功能正常。

（3）股骨　①病史：股骨头无菌性坏死保守治疗效果不理想，排除其他疾病；②症状：髋关节或大腿前侧至膝顽固性疼痛或静息痛；③体征：轻叩股骨大转子剧痛，轻叩足底剧痛；④影像：符合股骨头无菌性坏死的表现；⑤血液检查：血液检查尤其是凝血功能正常。

（4）髂骨　①病史：反复发作的腰椎间盘突出症、腰椎管狭窄症，排除其他疾病；②症状：顽固性腰臀痛、顽固性坐骨神经痛、间歇性跛行、静息痛、夜间痛；③体征：髂嵴缘深压痛或明显压敏点；④影像：符合腰骶椎退变、变形和椎间盘退变的表现；⑤血液检查：血液检查尤其是凝血功能正常。

（5）椎骨　①病史：反复发作颈痛、背痛、腰腿痛，排除其他疾病；②症状：顽固性颈痛、背痛、腰腿痛、静息痛、夜间痛；③体征：棘上叩击痛、椎旁深压痛；④影像：符合脊椎骨退变、变形和椎间盘退变的表现；⑤血液检查：血液检查尤其是凝血功能正常。

（6）肩胛骨　①病史：肩胛部或上肢疼痛，反复保守治疗效果不理想，排除其他疾病；②症状：肩胛部或上肢顽固性疼痛，静息痛、夜间痛，活动后减轻；③体征：肩胛冈深压痛；④影像：符合肩周炎或颈肩综合征的表现；⑤血液检查：血液检查尤其是凝血功能正常。

（7）肱骨　①病史：肩关节疼痛，反复保守治疗效果不理想，排除其他疾病；②症状：肩关节顽固性疼痛、静息痛、夜间痛；③体征：肱骨大小结节处深压痛；④影像：符合肱骨退变的表现；⑤血液检查：血液检查尤其是凝血功能正常。

（8）乳突骨　①病史：乳突处疼痛或耳鸣头晕，反复保守治疗效果不理想，排除其他疾病；②症状：顽固性耳鸣、头鸣、头晕，乳突处疼痛，静息痛、夜间痛；③体征：乳突骨深压痛，按压乳突骨症状加重或好转；④影像：符合乳突骨退变的表现；⑤血液检查：血液检查尤其是凝血功能正常。

2. 三手法施术的标准

（1）触骨法　适用于冷凉、功能障碍等需要补法为主的一类疾病。

（2）钻骨法　适用于顽固痛、静息痛、固定痛、负重痛、深压痛、压敏痛、功能障碍等。

（3）抽瘀法　适用于以胀痛为主、位置固定、夜间加重的骨内高压的一类疾病。

七、施术环境

遵照《中医微创钩针（钩活术）技术感染预防与控制指南》（T/CARDTCM 009—2022）的环境要求进行。

1. 有条件的医疗机构应在手术室的环境中进行，或在门诊手术室中进行。没有手术室的医疗机构应设置独立的专用钩活术技术治疗室，不得与换药室等其他治疗室共用。

2. 治疗室面积应与诊疗活动相适宜，应划分非限制区（有菌区）、半限制区（无菌准备区）、限制区（治疗区），区域之间要有实际隔断，非医务人员不得进入或穿行无菌准备区。

3. 无菌准备区应配置手卫生设施及用品、更衣柜、帽子、口罩、无菌手术衣、无菌手套、外科手消毒剂等。治疗区应有钩活术技术专用手术床、治疗车、托盘、无菌物品存放柜等。

八、体位

1. 仰卧位：适宜于膝关节骨、跟骨、肱骨（图3-4-1）。
2. 侧卧位：适宜于股骨、跟骨、腰椎骨、肩胛骨、肱骨（图3-4-2）。
3. 俯卧胸位：适宜于乳突骨、颈椎骨、胸椎骨、肩胛骨（图3-4-3）。
4. 俯卧臀位：适宜于股骨、腰椎骨、胸椎骨、髂骨（图3-4-4）。

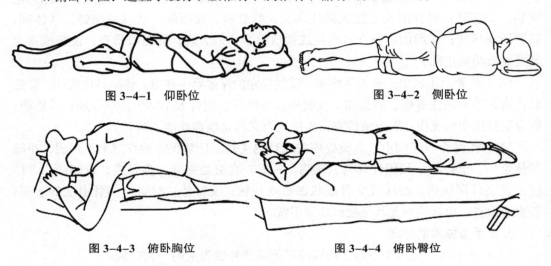

图 3-4-1　仰卧位　　　　　　　　　　图 3-4-2　侧卧位

图 3-4-3　俯卧胸位　　　　　　　　　图 3-4-4　俯卧臀位

九、操作步骤

参照国家中医药管理局和中医医疗技术协作组编写的《中医医疗技术手册（2013普及版）》第七篇中医微创技术总论中骨减压术的技术要求部分，遵照魏玉锁、魏乐主编的《钩活术技术标准》中《钩活骨减压术操作规范》（T/CARDTCM 007—2022）、《一次性钩活术钩鍉针使用标准》（T/CARDTCM 008—2022）、《中医微创钩针（钩活术）技术感染预防与控制指南》（T/CARDTCM 009—2022）进行无菌操作。

根据钩活骨减压术需求选择合适体位，实施常规无菌操作，具体步骤如下：

第一步：局部消毒。

根据骨性标志，确定钩活骨减压穴位置，对局部进行常规术野消毒。

第二步：局部麻醉。

采用1%的盐酸利多卡因行局部浸润麻醉，视穴位点的深浅，每穴位注入2～4mL，3～5min后即可操作，同时注意观察有无过敏反应。

第三步：无菌操作。

遵照《中医微创钩针（钩活术）技术感染预防与控制指南》（T/CARDTCM 009—2022）的标准，行常规无菌操作。

第四步：进入皮肤。

左手固定腧穴局部皮肤，右手持一次性使用钩活术钩鍉针刺探针准确刺入腧穴，针尖垂直穿透皮肤，左右 15° 旋转进入皮下组织，慢慢深达骨面。

第五步：进行钻骨。

重新调整好方向和位置，慢慢地在骨面上左右 15° 旋转钻骨，入骨 0.6 ~ 1cm，钩翼完全接触骨面，针头部进入骨松质，然后把直锥针（针芯）退出套管之外。

第六步：排出瘀血 / 积气。

将套管针置留于骨内，将一次性无菌 5mL 注射器去除针头，与套管针的尾部进行吻合，抽吸骨髓，根据骨内压的大小抽吸量为 2 ~ 18mL，达到瘀血祛、新血生的目的。乳突气房则排出积气 1 ~ 2mL。

第七步：退出皮肤。

将套管针左右 15° 边退针边旋转退出骨面和皮肤。如果阻力较大，直锥针可插入配合退出。

第八步：包扎封口。

对针孔及时加压包扎，使局部组织修复，包扎后医护人员徒手按压（3kg 压力）5 分钟，防止骨髓外渗，达到"封口"的目的。

第九步：加压防渗。

对包扎后的针孔局部进行沙袋加压（3kg 压力），压迫 15min，防止骨髓外渗于软组织，形成血肿或硬结。

十、疗效评估标准

疗效评估根据 1994 年 9 月中华人民共和国中医药行业标准《中医病证诊断疗效标准》综合判定。根据视觉模拟评分法（VAS），患者进行自我整体评估。

十一、注意事项

1. 施术前

（1）钩活术治疗室，须具备相关抢救药品和设备，有意外情况发生时，及时救治。

（2）明确诊断，明确减压部位。

（3）询问利多卡因过敏史，是否正在使用抗凝药物（利伐沙班片、华法林片等）。

（4）排除禁忌证，完善相关检查。

（5）充分与患者沟通，排除思想压力。

（6）在治疗预备室核对患者信息及检查结果（影像资料、钩活骨减压术的部位）。

（7）患者更换消毒拖鞋、无菌病服、无菌帽、一次性口罩。

（8）嘱患者取舒适体位，充分暴露钩活骨减压术部位，清除治疗局部异物及毛发。

（9）同部位一次只能选择一个腧穴进行钩活骨减压术。

（10）根据不同部位选用相适应的一次性使用钩活术钩鍉针刺探针型号。

（11）准确定位，必要时使用钩活术机器人定位。

2. 施术中

（1）严格实施无菌操作，防止感染，灵活操作，不能用蛮力。

（2）钻骨的角度与骨面垂直，不能追求落空感，达到深度即可。

（3）操作时注意柄向、钩翼方向与肌纤维神经的走向一致。

（4）钻骨时旋转度左右 15°角，力量柔和，不能单方向旋转。

（5）钩翼是钻骨深度的标尺，用力过猛会导致钩翼进入骨松质，造成钩翼松动脱落。

（6）退针时反向用力要协调，首先将针退出骨质，再退出软组织。

（7）将针退出皮肤时力量要柔和，防止损伤皮肤。

（8）如发生损伤神经、血管等，及时抢救。

3. 施术后

（1）徒手局部按压针孔 5min，之后用无菌敷料或敷贴覆盖。

（2）将患者移至观察室，局部用 3kg 沙袋压迫不少于 15min。

（3）将一次性针具毁形，按损伤性医疗废物处理。

（4）术后保持治疗局部干燥、清洁、4 天内禁沾水、热疗、按摩、暴力刺激。

（5）术后 4 天去除敷料。

（6）术后 1 周内避免剧烈活动。

（7）术后 3 个月禁食水产、辛辣、刺激、酶类、菌类等食物。

十二、术后特殊用药

为防止肺栓塞，术后按药品说明书使用抗聚或抗凝药物，常用肠溶阿司匹林片或拜阿司匹林片，参考使用达比加群酯胶囊、利伐沙班片、肝素制剂、华法林片等。使用抗凝药物时，注意定时检查凝血四项。

十三、病历书写

钩活骨减压术治疗记录参照病历书写规范。

十四、疗效与疗程

1. 疗效评估

根据 1994 年 9 月中华人民共和国中医药行业标准《中医病证诊断疗效标准》综合判定。

2. 疗程、随访

根据由中国中医药出版社出版的中国民间中医医药研究开发协会制定的团体标准《钩活术技术标准》第二部分《钩活骨减压术操作规范》（T/CARDTCM 007—2022）的疗程和随访要求进行。

（1）一般标准　①脊椎骨（住院）：同一椎体行钩活骨减压术 1～2 次（第一次

椎弓根，第二次椎板，间隔 7～14 天治疗 1 次）为 1 个疗程。治疗 1 次疗效评估为临床控制者不需第二次治疗，治疗 2 次疗效评估为临床控制者不需下一个疗程治疗。疗效评估以患者原有症状消失 ≥ 75% 为临床控制。② 四肢骨（住院）：膝关节骨（胫骨、腓骨、股骨）、髂骨、股骨大转子钩活骨减压术治疗 1～3 次为 1 个疗程，间隔 7～14 天治疗 1 次。治疗 1 次疗效评估为临床控制者不需第二次治疗，治疗 2 次疗效评估为临床控制者不需第三次治疗。跟骨、肱骨、乳突骨、肩胛骨治疗一次为一个疗程。疗效评估以患者原有症状消失 ≥ 75% 为临床控制。

（2）再次治疗标准　①再次钩活骨减压术治疗的标准依然根据 1994 年 9 月中华人民共和国中医药行业标准《中医病证诊断疗效标准》综合判定：第一次钩活骨减压术治疗后住院观察（同时辅助其他治疗），疗效评估临床症状未见好转者，7～14 天后行第二次治疗；如症状好转 ≥ 75% 可暂不做第二次治疗，需出院观察 20～30 天后复诊，如有反弹可行第二次钩活骨减压术住院治疗。②第二次钩活骨减压术治疗后住院观察（同时辅助其他治疗）：疗效评估症状未见好转或加重者改用他法；如症状好转 ≥ 75% 可暂不做第三次钩活骨减压术治疗，需出院观察 20～30 天后复诊，如有反弹可行第三次钩活骨减压术住院治疗。③第三次钩活骨减压术治疗住院观察（同时辅助其他治疗）：疗效评估症状好转 ≥ 75% 可出院观察，需院外观察 90 天后复诊，如症状反弹，疗效评估好转 < 50%，可行下一疗程的钩活骨减压术住院治疗。

（3）同治标准　脊椎骨与单侧四肢骨、左右不同的四肢骨可同时行钩活骨减压术；钩活骨减压术术后在不治疗原骨的前提下，治疗 7～14 天后治疗颈椎可穿插治疗胸椎或腰椎，治疗胸椎可穿插治疗颈椎或腰椎，治疗腰椎可穿插治疗胸椎或颈椎，治疗四肢关节可穿插治疗其他关节。

（4）间隔标准　钩活骨减压术治疗后观察 7～14 天，疗效评估若症状好转 ≥ 75%，暂时不需做下一次钩活骨减压术，视为此疗程结束，两个疗程之间需间隔 90 天，单个疗程内同一钩活骨减压穴仅能行一次钩活骨减压术。特殊疾病如脊髓型颈椎病、颈胸腰椎管狭窄症、胸髓变性、椎体滑脱、重度骨性关节炎、强直性脊柱炎等无法手术或不接受手术的患者，维持控制治疗 1～3 次后疗效评估自觉症状稍有好转或控制者，90 天后可继续下一疗程的住院钩活骨减压术治疗。不符合钩活骨减压术治疗者改用他法。

（5）年内标准　一年内同一部位的同一钩活骨减压穴最多进行 3 次钩活骨减压术治疗。

（6）随访标准　随访时间为出院后 20 天、3 个月、6 个月、1 年，做好随访记录。

第四章　四肢关节骨疾病

四肢关节骨自下而上包括跟骨、膝关节骨、股骨、髋骨、肩胛骨、肱骨。钩活骨减压术对中重度 OA 骨内高压引起顽固性疼痛、静息痛和功能障碍具有明显疗效。治疗髋关节的股骨头无菌性坏死，钩活骨减压术为有效疗法之一，因为只有对骨表面和骨内进行减压、减张，改善血液循环，才能使死骨再生，疼痛缓解，功能改善。

第一节　跟骨骨内高压症

跟骨骨内高压症主要是跟骨疼痛，跟痛症又被称为足跟痛或脚跟痛。该病是由于跟骨滑囊炎、足底腱膜及足底长韧带损伤、跟骨骨骺炎、跟骨脂肪垫炎、跟骨骨刺等原因导致的以足跟部疼痛为主要表现的一类疾病。站立或行走时会引起足跟痛。严重者表现为不能行走，足踝肌肉失用性萎缩。除以上疾病外，本章节重点介绍跟骨骨内高压症引起的以静息痛、夜间痛、负重痛等为主的跟痛症。

以上各种疾病长期不愈，反复发作，软组织应力增加造成骨内压力增高，或因跟骨退变、跟骨外伤、跟骨劳伤或其他原因引起骨内高压，重则可通过影像学检查观察到跟骨外形的变化，最为常见的是跟骨骨刺的形成。跟骨受到持续外力或暴力后，骨细胞和骨小梁发生应激性变化，甚至骨细胞失去活性，骨内压力就会急剧升高。在应力和骨内高压的作用下，跟骨出现变形或增生等。应力使框架骨改变，因而框架骨内的压力也必然增加，框架骨内压力的增加必然影响框架骨血液循环，骨内压力的增加是病理因素又是致病因素。骨内压力的解除是治疗中重度跟痛症的必然手段。

当跟骨骨内压力升高时，骨内循环血量就会减少，则可造成骨髓组织缺氧，缺氧则又使骨髓组织肿胀，肿胀又使骨内压力继续升高，这种恶性循环现象导致跟骨疼痛加重。这种骨内压力升高的释放点是跟骨压敏点。

钩活骨减压术直接减除跟骨骨内的高压，抽吸跟骨内骨髓，直接减压消除骨内静脉淤滞，跟骨内的压力直接下降；供血即刻改善，静脉淤滞消除，直接回血；液体渗出减少，静脉回流畅通，炎性物质代谢吸收，恶性循环状态转变为良性循环状态，供回结合，骨内和骨外血液循环正常。

跟痛症属中医学"足跟痛""足痹"范畴。《张氏医通·卷五诸痛门》载："足跟痛肾脏阴虚者，则足胫时热而足跟痛，六味丸加龟板、肉桂。"《杂病广要·身体类·四肢诸痛》载："脚根颓者，脚跟忽痛，不得着地，世呼为脚跟颓（《病源论》）。足跟痛，有痰有血热，血热四物加黄柏、知母、牛膝之类（《丹溪》）。"《丹溪心法·卷三·脚气五十五》载："（附足跟痛）脚气，须用升提之药，提起其湿，随气血用药，有脚气冲心者，宜四物汤加炒黄柏。再宜涌泉穴用附子末津唾调敷上，以艾灸，泄引热下。"

一、适应证

1. 适应期

足跟疼痛的发作期（实证、虚实夹杂证）。

2. 适应证

跟骨退变引起的足跟顽固性疼痛、静息痛、夜间痛、痛有定处、固定不移。

3. 金标准

跟骨骨内高压症。

二、禁忌证

跟骨骨折、骨膜炎、骨髓炎、骨结核、骨肿瘤、血液病、心脑血管病急性期、急慢性感染性疾病、各种代谢紊乱综合征、脏器功能衰竭、血常规异常或发热者、局部皮温增高、糖尿病患者血糖控制不良等。

三、术前检查

1. 血尿常规。

2. 红细胞沉降率（ESR）。

3. 凝血四项检查。

4. 血清尿酸测定（UA）。

5. C 反应蛋白测定（CRP）。

6. 抗链球菌溶血素"O"测定（ASO）。

7. 类风湿因子与凝集试验（RF）。

8. 跟骨 X 线常规检查。

四、施术标准

1. 病史

足跟疼痛保守治疗效果不理想，或有钩活术软组织治疗史。

2. 症状

足跟顽固性疼痛、静息痛、夜间痛、负重加重、跛行。

3. 体征

足跟部深压痛敏感点。

4. 影像

X 线、CT、MRI 显示跟骨退变；医用红外热成像（TMT）显示相关区域温度异常。

5. 排除其他疾病

综合分析，排除其他疾病。

五、施术过程

选择合适体位，一般情况为侧卧位，遵照钩活骨减压术的施术标准。

钩活骨减压术跟痛症减压体位见图 4-1-1。

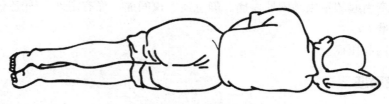

图 4-1-1　侧卧位

操作流程：

1. 确定钩活骨减压术的跟骨骨减压穴，做好标记。

2. 常规消毒，无菌操作。

3. 用 1% 盐酸利多卡因 3mL 行局部麻醉。

4. 将一次性使用钩活术钩鍉针刺探针垂直穿过皮肤，左右 15° 旋转进入皮下组织，将针慢慢深达骨面，钻骨，针头进入骨松质。

5. 退出直锥针，留置套管针，吻合无菌注射器，抽吸骨髓 2 ～ 18mL。

6. 退针，无菌包扎，加压封口防渗。

7. 留观 15min，回病房。

六、疗程

一次一个疗程，两个疗程之间间隔 3 个月。双跟骨骨内高压双侧减压，一次治疗症状好转 ≥ 75% 时可暂不做第二次钩活骨减压术。

七、注意事项

1. 使用前检查一次性使用钩活术钩鍉针刺探针有无破损、失效。

2. 严格无菌操作，防止感染，操作灵活，不能用蛮力。

3. 钻骨的角度与骨面垂直，不能追求落空感，达到深度即可。

4. 操作时注意柄向、钩翼向与肌纤维、神经的走向一致。

5. 钻骨时旋转度左右 15° 角，力量柔和，不能单方向旋转。

6. 钩翼是钻骨深度的标尺，用力过猛致钩翼进入骨松质，造成钩翼松动脱落事故。

7. 退针时反向用力要协调，首先将针退出骨质再退出软组织。

8. 术后局部按压不少于 5min，将患者移出治疗室，用 3 kg 沙袋压迫，压迫时间不少于 15min。

9. 如损伤神经、血管等，及时抢救。

10. 少走路，多保养，48h 不能热疗。

八、预防

1. 术前抗凝治疗其他疾病者，凝血功能必须正常，注意术中出血。

2. 术中如果损伤神经，停止操作，及时进行处理。

3. 术中用力不当致钩翼松动，钩翼进入骨松质时，及时取出异物。

4. 术后常规使用抗聚或抗凝剂 3～5 天，预防术后肺栓塞。

5. 术后可使用抗生素 3～5 天，防术后感染。

6. 术后跟骨慎负重和牵拉。

九、病案举例

顽固性足跟疼痛

顾某，男，53 岁，保定阜平人。

初诊：2020 年 1 月 3 日。

主诉：左足跟疼痛 10 年，加重 1 年。

现病史：10 年前久行后出现左足跟隐痛，未予重视，后疼痛逐渐加重，晨起或久坐后站立时疼痛明显，活动后稍减轻，久行后又加重，经针刺、针刀、理疗等治疗效果不佳，疼痛反复发作。1 年前无明显诱因再次出现左足跟疼痛，疼痛固定，活动后无法缓解，夜间疼痛加重，时有痛醒，纳尚可，小便可，大便稀，多法治疗无效。

查体：跛行步态，左足跟深压痛、叩击痛，足跟软组织无肿胀发热等。舌淡红，苔腻，脉紧涩。

辅助检查：血常规、尿常规、心电图检查无异常。

X 线表现：左跟骨退变，骨刺形成（图 4-1-2、图 4-1-3、图 4-1-4、图 4-1-5）。

印象：左足跟骨刺。

分析：患者为中年男性，常年久行劳作，跟骨退变加速，经络受阻，出现足跟疼痛，痛处固定不移，夜间疼痛，四诊合参，符合血瘀气滞型伤筋病。足跟深压痛、叩击痛，触地疼痛明显，夜间自发痛，跟骨软组织无肿胀发热，结合 X 线检查，示骨刺形成，符合跟骨骨内高压症。

诊断：伤筋病（中医）；左足跟骨骨内高压症（西医）。

治则：放血祛瘀，通络止痛。

治法：钩活骨减压术。

选穴：左跟骨钩活骨减压穴。

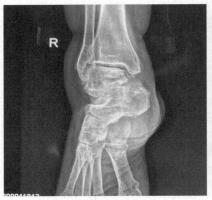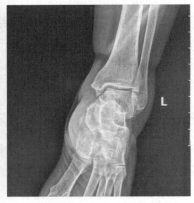

图 4-1-2　X 线摄片右斜侧位片　　图 4-1-3　X 线摄片左斜侧位片

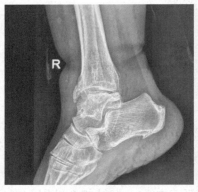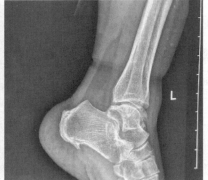

图 4-1-4　X 线摄片右足侧位片　　图 4-1-5　X 线摄片左足侧位片

针具：一次性使用钩活术钩鍉针刺探针（GJ-01）。

操作：行钩活骨减压术常规操作。成功抽吸 8mL 骨髓（图 4-1-6、图 4-1-7）。

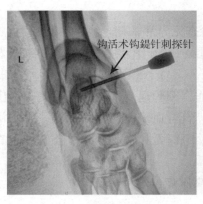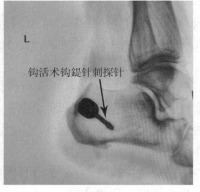

图 4-1-6　C 型臂透视下左跟骨　　图 4-1-7　C 型臂透视下左跟骨
行钩活骨减压术图 1　　　　　　行钩活骨减压术图 2

给予 30min 治疗，患者左足跟疼痛明显减轻，嘱其 10 日后复诊。

二诊：2020 年 1 月 13 日复诊，患者未再出现左足跟疼痛，查体示左足跟无明显压痛。告知患者基本治愈，注意避风寒，慎劳作。

随访：2021 年 1 月 30 日电话随访，患者 1 年间左足跟疼痛未见复发。

【按语】患者平素从事重体力劳作，久行伤筋，经筋瘀阻，导致疼痛，久病生瘀，出现疼痛固定，夜间加重，疼痛拒按，四诊合参，属血瘀气滞型伤筋病范畴。结合影像学表现，左足跟骨退变明显，骨刺形成，夜间自发痛，符合跟骨骨内高压症。钩活骨减压术直达病所，放血祛瘀，通络止痛，故一次治愈。预防须慎劳作，注意保暖休息。

第二节　膝关节骨骨内高压症

膝关节骨性关节炎（knee osteoarthritis，KOA）是退变性炎性反应。首先分析膝关节的辅助结构，半月板垫在胫骨内、外侧髁关节面上，半月板外缘厚、内缘薄。内侧半月板呈"C"形，前端窄、后部宽，外缘中部与关节囊纤维层和胫侧副韧带相连。外侧半月板呈"O"形，外缘的后部与腘绳肌腱相连，缓冲震动和保护膝关节的功能。髌上囊和髌下深囊位于股四头肌腱与骨面之间，具有减少腱与骨面之间相互摩擦的作用。前后交叉韧带防止关节松动，保持平衡。腓侧副韧带位于膝关节外侧稍后方，从外侧加固和限制膝关节过伸。胫侧副韧带位于膝关节的内侧偏后方，从内侧加固和限制膝关节过伸。髌韧带位于膝关节的前方，为股四头肌腱延续部分，从前方加固和限制膝关节过屈。KOA 是辅助结构的退变，进而影响骨的退变，骨的退变反过来加速辅助结构的退变，恶性循环症状逐渐加重。

1. 股骨退变与 KOA

股骨远端关节面是膝关节重要组成部分，随着 KOA 的症状逐渐加重，达到中重度 KOA 时，由于股骨远端关节面承载着膝关节活动带来的压应力，压应力使股骨内循环产生障碍，加速股骨的退变，日积月累股骨内压力逐渐增高，增高的骨内压又加速了膝关节辅助结构的退变，恶性循环状态使 KOA 症状加重。股骨骨内压升高的释放点是股骨内外髁，钩活骨减压术选取的减压点就是股骨内外髁。

2. 胫骨退变与 KOA

胫骨在膝关节骨结构中为最重要的结构之一，承载量最大。当 KOA 达到中重度时，由于胫骨承载关节运动的巨大载荷，在压应力的作用下胫骨内压急剧升高。胫骨松质骨量较大，具有相对弹性。由于结构和功能的特点，KOA 加速了胫骨的退变，胫骨的退变使骨内压力逐渐增高，因此加速了膝关节辅助结构的退变，尤其是半月板的退变。随着时间的延长，胫骨膝关节端开始变形、增生，继而发生内侧间室变窄，关节变形外翻。膝关节疼痛加剧，出现静息痛、夜间痛、负重痛，与胫骨骨内高压有直接关系。胫骨骨内高压的释放点是胫骨内外侧髁，在此直接进行钩活骨减压术治疗，可迅速缓解 KOA 的疼痛，同时阻止 KOA 的发展。

钩活骨减压术直接减除骨内的高压，抽吸股骨和胫骨骨内的骨髓，第一直接减压，第二消除骨内静脉淤滞，压力解除，直接供血，静脉淤滞消除，直接回血，供回结合，血液循环正常，疾病得到治疗。

3. 腓骨退变与 KOA

腓骨是比较致密的干骨，具有很好的承载能力，但是 KOA 造成膝关节变形外翻，外侧间室变窄，膝关节活动使腓骨受力线成角改变，急剧加速腓骨骨内压的产生，腓骨骨腔内的压力增高，腔内血液循环淤滞，血流淤滞又可迫使液体渗出，使髓内压即骨组织内压增大，恶性循环必然使腓骨退变加重，关节疼痛加剧，功能障碍加速。钩活骨减压术在最合适的腓骨小头解除了骨内的压力，使血流淤滞解除、液体渗出减少、静脉回流畅通、炎性物质代谢吸收，将恶性循环状态转变为良性循环状态。

由以上分析得知，KOA 首先是软组织退变，继而发生硬组织（胫骨→腓骨→股骨）的退变。胫骨、腓骨、股骨三者之间相互影响，互相代偿，所以钩活骨减压术治疗顺序为第一次行胫骨钩活骨减压术，第二次行腓骨钩活骨减压术，第三次行股骨钩活骨减压术。

由于 KOA 的发病特点为内侧间室变窄，关节内翻畸形，胫骨外侧髁受压，其压力释放于外侧髁，在此处治疗最易释放骨内压力，直接减压、抽吸骨髓，骨内血流加速，骨内炎症消退，疼痛即刻得到缓解。因此，内侧间室变窄，关节内翻畸形，行钩活骨减压术时选取外侧髁减压腧穴；外侧间室变窄，关节外翻畸形，行钩活骨减压术时选取内侧髁减压腧穴。

根据 KOA 的退变规律得知，钩活骨减压术顺序为胫骨→腓骨→股骨。钩活骨减压术治疗中重度 KOA 的疗程由此而产生，胫骨、腓骨、股骨各一次，3 次为一个疗程，尤其是重度骨性关节炎。两次之间间隔 7 天，根据骨愈合和关节修复的规律，两个疗程之间间隔 3 个月。

该病属中医学"鹤膝风""骨痹""着痹""历节病""瘀血痹"范畴，尤其是"瘀血痹"更符合骨内高压症的诊断。钩活骨减压术直接放血减压，立竿见影。本章节重点介绍钩活骨减压术治疗中重度 KOA。

一、适应证

1. 适应期
中重度膝骨性关节炎的发作期（实证、虚实夹杂证）。

2. 适应证
中重度膝关节骨性关节炎引起的静息痛、夜间痛、顽固痛、痛有定处或固定不移。

3. 金标准
股骨、胫骨、腓骨、髌骨骨内高压症。

二、禁忌证

骨膜炎、骨髓炎、细菌性滑膜炎、骨结核、骨肿瘤、血液病、心脑血管病急性期、急慢性感染性疾病、各种代谢紊乱综合征、脏器功能衰竭、血常规异常或发热者、局部皮温增高、糖尿病患者血糖控制不良等。

三、术前检查

1. 血尿常规。

2. 红细胞沉降率（ESR）。

3. 凝血四项检查。

4. 血清尿酸测定（UA）。

5. C反应蛋白测定（CRP）。

6. 抗链球菌溶血素"O"测定（ASO）。

7. 类风湿因子与凝集试验（RF）。

8. 膝关节X线检查或CT、MRI、骨密度、TMT检查。

四、施术标准

1. 病史

膝骨性关节炎保守治疗效果不理想，或有软组织治疗史。

2. 症状

顽固性膝关节疼痛、静息痛、夜间痛。

3. 体征

胫骨内外侧髁、股骨内外侧髁、腓骨小头深压痛，活动受限，功能障碍。

4. 影像

X线摄片、CT、MRI检查显示膝关节退变；TMT显示相关区域温度异常。

5. 排除其他疾病

排除细菌性滑膜炎、骨性滑膜炎，综合分析排除其他疾病。

五、施术过程

选择合适体位，一般情况为仰卧位，遵照钩活骨减压术施术标准。

钩活骨减压术膝关节减压体位见图4-2-1。

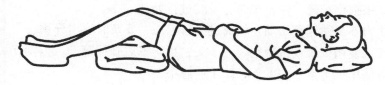

图4-2-1 仰卧位

操作流程：

1. 确定钩活骨减压术的膝关节骨减压穴，做好标记。

2. 常规消毒，无菌操作。

3. 用 1% 盐酸利多卡因 3mL 行局部麻醉。

4. 将一次性使用钩活术钩鍉针刺探针垂直穿过皮肤，左右 15° 旋转进入皮下组织，针慢慢深达骨面，钻骨，针头进入骨松质。

5. 退出直锥针，留置套管针，吻合无菌注射器，抽吸骨髓 2 ～ 18mL。

6. 退针，无菌包扎，加压封口防渗。

7. 留观 15min，回病房。

六、穴序与疗程

1. 减压穴序为胫骨外（内）上髁、腓骨小头、股骨外（内）上髁，单膝、单穴减压，双侧膝关节骨内高压可双侧减压。

2. 治疗 3 次为一个疗程，两次治疗之间间隔 7 ～ 14 天。两个疗程之间间隔 3 个月。一次治疗症状好转 ≥ 75% 时，可暂不做第二次钩活骨减压术。

七、注意事项

1. 使用前检查一次性使用钩活术钩鍉针刺探针有无破损、失效。

2. 严格实施无菌操作，防止感染，灵活操作，不能用蛮力。

3. 钻骨的角度与骨面垂直，不能追求落空感，达到深度即可。

4. 操作时注意柄向、钩翼向与肌纤维、神经的走向一致。

5. 钻骨时旋转度左右 15° 角，力量柔和，不能单方向旋转。

6. 钩翼是钻骨深度的标尺，用力过猛会使钩翼进入骨松质，造成钩翼松动脱落事故。

7. 退针时反向用力要协调，首先将针退出骨质，再退出软组织。

8. 术后按压局部不少于 5min，将患者移出治疗室，用 3 kg 沙袋压迫不少于 15min。

9. 如有损伤神经、血管等，及时抢救。

10. 治疗后非负重功能锻炼，少走路多保养，48h 不能热疗。

八、预防

1. 术前抗凝治疗其他疾病者，凝血功能必须正常，注意术中出血。

2. 术中如果损伤神经，停止操作，及时进行处理。

3. 术中用力不当使钩翼松动，钩翼进入骨松质，要及时取出异物。

4. 术后常规使用抗聚或抗凝剂 3 ～ 5 天，预防术后肺栓塞。

5. 术后可使用抗生素 3 ～ 5 天，防术后感染。

6. 术后膝关节骨慎负重和牵拉。

九、病案举例

1. 双膝疼痛，夜间加重

钱某，女，55岁，河北邯郸人。

初诊：2021年1月9日。

主诉：双膝关节疼痛6年，加重4个月。

现病史：双膝关节疼痛，屈伸不利，下蹲起身疼痛，上下楼梯疼痛，夜晚自发痛，行走困难，不能久行久站，病史6年，加重4个月，经膏药及5次注射玻璃酸钠治疗无效，现口服"布洛芬"维持。10天前在膝三穴行钩活术治疗一次，无明显好转。

查体：双膝"O"形，双髌骨摩擦音（+），髌周指压痛，双胫骨外髁深压痛，双膝内侧副韧带压痛，麦氏征（+），双膝屈伸度90°-20°-0°。

辅助检查：血常规、尿常规、凝血功能无异常。

X线摄片检查：双膝关节退行性变K-L4级（图4-2-2、图4-2-3、图4-2-4、图4-2-5）。

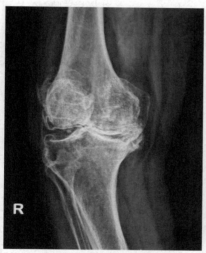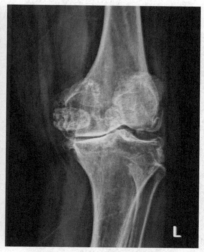

图4-2-2　X线摄片右膝正位片　　　图4-2-3　X线摄片左膝正位片

MRI：膝关节退行性变，内侧半月板损伤，胫骨骨髓水肿（图4-2-6、图4-2-7）。

印象：双膝关节骨性关节炎（K-L4级）。

分析：患者为中年女性，膝关节疼痛屈伸不利，影像学检查符合膝关节骨性关节炎诊断。患者病史较长，骨内高压症形成，出现夜间自发痛，符合中医血瘀型膝痹病的诊断。

诊断：膝痹病（中医）；双膝关节骨性关节炎（西医）。

治则：抽瘀活血，通络止痛。

治法：钩活骨减压术＋钩活术。

选穴：胫骨外侧髁钩活骨减压穴（双侧）。

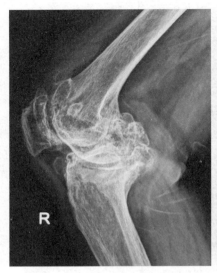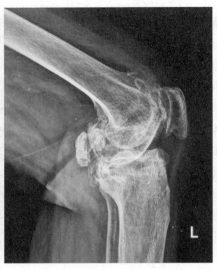

图 4-2-4　X 线摄片右膝侧位片　　　图 4-2-5　X 线摄片左膝侧位片

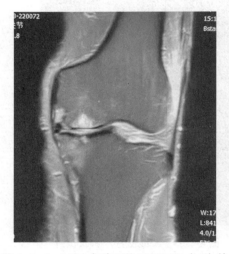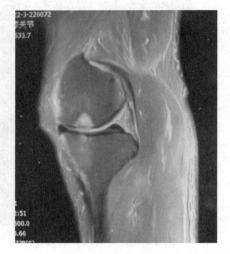

图 4-2-6　MRI 右膝正位 T2 STIR（C）片　　图 4-2-7　MRI 右膝侧位 PD STIR（S）片

针具：一次性使用钩活术钩鍉针刺探针（GJ-01）。

操作：软组织钩活术钩活完成后，行钩活骨减压术常规操作（图 4-2-8、图 4-2-9）。

给予 30min 治疗，患者双膝疼痛减轻，屈伸较前灵活，VAS 评分好转 50%，双膝屈伸度 90°-15°-0°。

二诊：2021 年 1 月 16 日，夜间自发痛消失。双膝疼痛好转 60%，双膝屈伸度 100°-10°-0°。中药调理。

随访：2022 年 2 月 20 日电话随访，双膝疼痛好转 70%，较稳定，无反弹。

【按语】治疗膝关节骨性关节炎，通过钩活术治疗膝关节周围的软组织，使膝关节减压、减张，修复关节周围力学平衡；同时行钩活骨减压术，抽出骨内瘀血，祛瘀止痛，静息痛消失，软组织与硬组织同时治疗，骨内骨外建立良性循环，疗效显著。

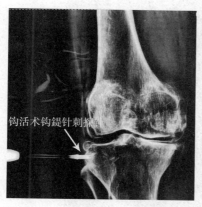
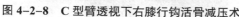
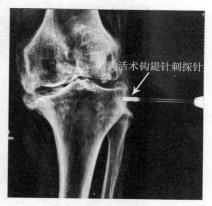

图 4-2-8　C 型臂透视下右膝行钩活骨减压术　　图 4-2-9　C 型臂透视下左膝行钩活骨减压术

2. 双膝疼痛，夜间加重

戴某，女，66 岁，河北邯郸人。

初诊：2021 年 1 月 24 日。

主诉：双膝疼痛 3 年，加重 1 个月。

现病史：类风湿病史 10 年，双膝关节骨性关节炎 3 年，劳累后加重，休息后减轻，因外出游玩双膝疼痛加重 1 个月，下蹲起身困难，上下楼梯疼痛，夜晚静息痛。15 天前行 2 次钩活术治疗，上下楼梯疼痛缓解，夜晚静息痛无变化。

查体：双膝"O"形变形，皮温正常，双髌骨摩擦音（＋），髌骨活动度＜1cm，浮髌试验（－），双侧胫骨外侧髁深压痛，双膝麦氏征（－），双膝主动屈伸度 90°-10°-0°，心肺腹未见异常，血压 140/95mmHg，舌淡，苔薄白，脉弦涩。

辅助检查：血常规、尿常规、心电图检查无异常。

X 线：双膝关节间隙变窄，关节面模糊。骨关节缘及胫骨髁间隆突均可见骨赘形成，双膝关节退变 K-L4 级，周围软组织未见异常（图 4-2-10、图 4-2-11）。

印象：双侧膝关节骨关节炎 K-L4 级。

分析：类风湿病史 10 年，膝关节骨性关节炎病史 3 年，久行劳累后发病，夜晚静息痛，符合血瘀气滞型膝痹病的诊断。

诊断：膝痹病（中医）；双侧膝关节骨性关节炎（西医）。

治则：抽瘀活血，通络止痛。

治法：钩活骨减压术。

选穴：胫骨外侧髁钩活骨减压穴（双侧）。

针具：一次性使用钩活术钩鍉针刺探针（GJ-01）。

操作：钩活骨减压术常规操作。成功抽吸骨髓左膝 10mL、右膝 8mL，共 18mL（图 4-2-12、图 4-2-13）。

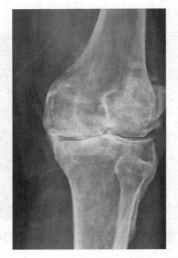

图 4-2-10　X 线摄片右膝正位片　　图 4-2-11　X 线摄片左膝正位片

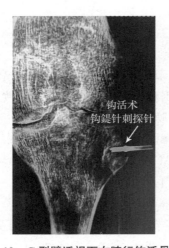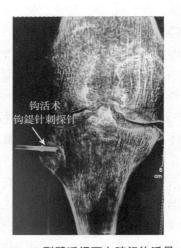

图 4-2-12　C 型臂透视下右膝行钩活骨减压术　　图 4-2-13　C 型臂透视下左膝行钩活骨减压术

给予 30min 的治疗，患者双膝疼痛减轻，屈伸较前灵活，VAS 评分好转 20%。

二诊：2021 年 2 月 6 日复诊，患者双膝疼痛及活动功能好转。查体：左膝主动屈伸度 90°-10°-0°，右膝主动屈伸度 90°-5°-0°，

治疗：钩活骨减压术。

选穴：腓骨小头钩活骨减压穴（双侧）。

针具：一次性使用钩活术钩鋸针刺探针（GJ-01）。

操作：钩活骨减压术常规操作。

治疗后患者症状明显好转，10 日后复诊。

三诊：2021 年 2 月 16 日双膝主动屈伸度 110°-5°-0°。嘱患者非负重功能锻炼，避风寒，谨劳作。

随访：2022 年 2 月 4 日电话随访，一年间双膝疼痛未见复发。

【按语】患者为中老年女性，有类风湿病史，年老体弱，肝肾亏损，气血不足。一个月前因旅行劳累后发病，双膝关节经络瘀滞，不通则痛，痛处固定，夜间静息痛。参合舌脉和发病过程，符合血瘀气滞型膝痹病。影像学结果显示双膝关节增生，关节间隙变窄，生物力学失稳，符合骨内高压症表现。钩活术软组织治疗后效果不明显，后以钩活减压术治疗胫骨外髁一次、治疗腓骨小头一次，排出骨内瘀血，祛瘀止痛，经络通畅，力学平衡，直达病所，故两次基本治愈。

第三节　股骨骨内高压症

人体的骨骼是由活的骨细胞所构成的人体框架，当人体受到超负荷的各种暴力作用时，骨架的连续性受到破坏，发生骨折。骨坏死则是骨细胞失去活性，继而发生坏死，在应力的作用下，发生碎裂、塌陷、变形等。因此，骨细胞的变化是骨坏死的基础，而骨骼的变化则是应力作用下的表现。应力使骨骼改变，因而骨骼内的压力也必然增加，骨骼内压力的增加必然影响框架骨血液循环，骨内压力的增加既是病理因素又是致病因素。骨内压力的解除是治疗股骨头无菌性坏死的必然手段。

1. 压应力

在股骨头发生坏死的早期，股骨头还未发生塌陷、变形时，其所受的压应力作用仍集中在一点上，即股骨头的直接负重区。如果这种压应力继续作用，坏死的软组织则会发生破裂、变形，即可出现"月牙状"的死骨分离，出现 1～2mm 的透明带，此种现象即所谓的"新月征"。实验证明，当骨髓内压力升高，骨内循环血量就减少，骨内循环量减少则可造成骨髓组织缺氧，缺氧使骨髓组织肿胀，肿胀又使骨髓内压力继续升高，这种恶性循环导致骨无菌性坏死。此时骨髓内压力升高的释放点是股骨大转子，钩活骨减压术选取的钩活骨减压腧穴就是股骨大转子。

2. 血流动力

目前，很多学者认为股骨头无菌性坏死是"髋关节的冠心病"，进而发生"心肌梗死"一样的结局。这便是急性梗死之说。这种学说自从 1948 年 CHANDLER 首先提出以来，一直延续至今。这种学说为血管内外原因或动脉受阻所致，其最后结局便是供血障碍，导致骨坏死的一系列病理变化。钩活骨减压术直接减除骨内的高压，抽吸骨内的骨髓，首先直接减压，消除骨内静脉淤滞，继而直接回血，供回结合，血液循环正常，病理状态得到改善，坏死骨开始复活。

3. 骨室内压

骨室内压力增高致骨细胞损伤学说表明，压力增高使正常骨组织骨强度增高以抵抗外力，但当股骨头已存在微小坏死区时，增高的压力作用于病变骨与正常骨交界面上，一方面产生的应力集中导致高压力，另一方面病变骨失去对这种高压力的保护性反应，使骨结构破坏。于是原坏死灶按应力分布扩展，最终出现符合应力分布图的圆锥形坏死灶。血流淤滞又可迫使液体渗出，使髓内压即骨组织内压增大，这种情况犹如四肢筋膜间室综合征，必然使无菌性坏死加重。钩活骨减压术在最合适的位置解除了骨内的压力，使血流淤滞解除，液体渗出减少，静脉回流畅通，炎性物质代谢吸收，恶性循环状态转变为良性循环状态。

股骨头无菌性坏死是指由于多种原因导致股骨头的血液循环障碍，导致骨细胞、骨髓造血细胞及脂肪细胞坏死的病理过程。由于机体对坏死区具有自然的修复能力，当新生细胞随新生血管向坏死区生长并形成新骨的同时，坏死骨小梁将被逐步吸收，在此过程中骨的力学性能明显减弱，正常负重即可导致股骨头塌陷变形。本病早期可能没有临床症状，初期临床表现为一侧（或两侧）髋部隐性疼痛或膝痛。随着病情的发展，髋部疼痛加重，出现跛行，患者髋关节外展、内收或外旋等动作受限，患肢短缩，肌肉萎缩；重者行走需要扶拐，双侧股骨头无菌性坏死患者行走困难。中医古籍中并无股骨头无菌性坏死的直接记载，但文献中有股骨头无菌性坏死症状的描述。本病属于中医学"骨蚀""骨痹""骨极"范畴。《素问·长刺节论》说："病在骨，骨重不可举，骨髓酸痛，寒气至，名骨痹。"《圣济总录》中的"髋骨痹"，《素问·痿论》中的"骨痿"等均有相关论述。中医疗法及西医手术都有一定疗效，本章节重点介绍钩活骨减压术治疗股骨头无菌性坏死。

一、适应证

1. 适应期
初、中、晚期股骨头无菌性坏死的发作期（实证、虚实夹杂证）。

2. 适应证
崩解型股骨头无菌性坏死、硬化型股骨头无菌性坏死、增生肥大型股骨头无菌性坏死、僵直型股骨头无菌性坏死等引起静息痛、夜间痛、顽固痛、痛有定处或固定不移。

3. 金标准
股骨骨内高压症。

二、禁忌证

骨质疏松、骨纤维化、骨膜炎、骨髓炎、骨结核、骨肿瘤、血液病、心脑血管病急性期、急慢性感染性疾病、各种代谢紊乱综合征、脏器功能衰竭、血常规异常或发热者、糖尿病患者血糖未能控制者等。

三、术前检查

1. 血尿常规。

2. 红细胞沉降率（ESR）。

3. 凝血四项检查。

4. 血清尿酸测定（UA）。

5. C 反应蛋白测定（CRP）。

6. 抗链球菌溶血素"O"测定（ASO）。

7. 类风湿因子与凝集试验（RF）。

8. 血清钾测定。

9. 髋关节 X 线检查或 CT、MRI、骨密度检查。

四、施术标准

1. 病史

股骨头无菌性坏死保守治疗效果不理想，或有软组织治疗史。

2. 症状

髋关节或大腿前侧至膝顽固性疼痛、静息痛、夜间痛。

3. 体征

轻叩大转子剧痛，轻叩足底剧痛，"4"字试验阳性。

4. 影像

X 线摄片、CT、MRI 显示股骨头无菌性坏死；TMT 显示相关区域温度异常。

5. 排除其他疾病

综合分析排除其他疾病。

五、施术过程

选择合适体位，遵照钩活骨减压术施术标准。

钩活骨减压术股骨大转子减压体位，见图 4-3-1。

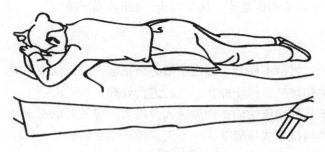

图 4-3-1　俯卧臀位

操作流程：

1. 确定钩活骨减压术的股骨大转子骨减压穴，做好标记。

2. 常规消毒，行无菌操作。

3. 用 1% 盐酸利多卡因 3mL 行局部麻醉。

4. 将一次性使用钩活术钩鍉针刺探针垂直穿过皮肤，左右 15° 旋转进入皮下组织，针慢慢深达骨面，钻骨，针头进入骨松质。

5. 退出直锥针，留置套管针，吻合无菌注射器，抽吸骨髓 2 ～ 18mL。

6. 退针，无菌包扎，加压封口防渗。

7. 留观 15min，回病房。

六、穴序与疗程

1. 减压穴序为股骨大转子减压 I 、 II 、 III 穴，双侧股骨骨内高压症可双侧减压。

2. 治疗 3 次为一个疗程，两次治疗间隔 7 ～ 14 天。两个疗程间隔 3 个月。一次治疗症状好转 ≥ 75% 时，可暂不做第二次钩活骨减压术。

七、注意事项

1. 使用前检查一次性使用钩活术钩鍉针刺探针有无破损、失效。

2. 严格行无菌操作，防止感染，灵活操作，不能用蛮力。

3. 钻骨的角度与骨面垂直，不能追求落空感，达到深度即可。

4. 操作时注意柄向、钩翼向与肌纤维、神经的走向一致。

5. 钻骨时旋转度左右 15° 角，力量柔和，不能单方向旋转。

6. 钩翼是钻骨深度的标尺，用力过猛致钩翼进入骨松质，可造成钩翼松动脱落事故。

7. 退针时反向用力要协调，首先将针退出骨质，再退出软组织。

8. 术后的局部按压不少于 5min，将患者移出治疗室后用 3 kg 沙袋压迫不少于 15min。

9. 如损伤神经、血管等，及时抢救。

10. 治疗后行非负重功能锻炼，扶杖行走，48h 不能热疗。

八、预防

1. 术前抗凝治疗其他疾病者，凝血功能必须正常，注意术中出血。

2. 术中如果损伤神经，停止操作，及时进行处理。

3. 术中用力不当致钩翼松动，钩翼进入骨松质，应及时取出异物。

4. 术后常规使用抗聚或抗凝剂 3 ～ 5 天，预防术后肺栓塞。

5. 术后可使用抗生素 3 ～ 5 天，防术后感染。

6. 术后股骨慎负重和牵拉，可进行非负重功能锻炼。

九、病案举例

1. 髋痛难忍，活动受限

李某，男，48 岁，山东聊城人。

初诊：2021 年 3 月 7 日。

主述：右髋疼痛，活动受限两年。

现病史：股骨头无菌性坏死病史两年，右髋外侧疼痛，右腹股沟疼痛放射至膝关节，活动受限，举步困难，下蹲不利，夜间疼痛加重，影响睡眠，遇冷加重，与天气变化有关，经口服中西药治疗无明显好转，逐渐加重。行钩活术髋三穴治疗一次，症状缓解不明显。

查体：痛性跛行步态，右髋内收 15°、外展 20°，右腿 "4" 字试验（＋），足底叩击试验（＋），右侧大转子叩击试验（＋），右侧腹股沟压痛。左侧查体正常。

辅助检查：血常规、尿常规、凝血功能无异常。

X 线摄片：右侧髋臼间隙变窄，骨密度不均匀，骨小梁部分结构的消失（图 4-3-2）。

MRI：右侧股骨头呈高信号和低信号相混杂的信号改变，T2 表现有低信号和高信号同时共存的双线征（图 4-3-3）。

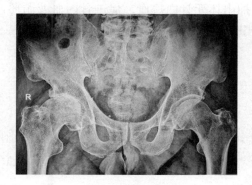 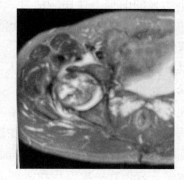

图 4-3-2　X 线摄片双髋正位片　　　图 4-3-3　MRI 右髋 T2 STIR（T）片

印象：右侧股骨头无菌性坏死Ⅲ期。

分析：患者为中年男性，病史两年，右髋关节活动受限，痛有定处，夜间加重，符合气滞血瘀型股骨头无菌性坏死。

诊断：骨蚀病（中医）；股骨头无菌性坏死（西医）。

治则：抽瘀活血，舒筋通络。

治法：钩活骨减压术。

选穴：右侧股骨大转子钩活骨减压Ⅰ穴。

针具：一次性使用钩活术钩鍉针刺探针（GJ-01）。

操作：钩活骨减压术常规操作。成功抽吸 18mL 骨髓（图 4-3-4、图 4-3-5）。

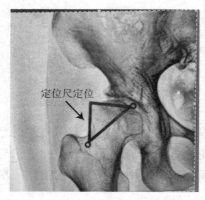

定位尺定位

图 4-3-4　C 型臂透视下右髋定位尺定位

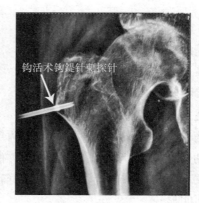

钩活术钩鞮针刺探针

图 4-3-5　C 型臂透视下右髋行钩活骨减压术

行钩活骨减压术 30min，患者右髋疼痛明显好转。

二诊：2021 年 3 月 14 日，钩活骨减压术后疼痛明显好转，患者走路轻松，跛行改善。右髋疼痛较前好转 60% 左右。口服中药调理。

随访：2021 年 4 月 21 日电话随访，右髋疼痛基本消失，患者已能正常生活。

【按语】股骨头无菌性坏死首先使用钩活术治疗局部软组织，选取靶点腧穴，在 C 型臂下用定位尺精准定位，对软组织减压减张、松解疏通，协调痉挛及挛缩的软组织。在效果不明显的前提下使用钩活骨减压术抽出坏死骨内瘀血，促进骨内血液循环，改善供血功能，局部炎症消退，祛瘀止痛，当晚静息痛消失，功能障碍明显缓解。

2. 双髋疼痛，夜间加重

栗某，男，58 岁，河北石家庄人。

初诊：2021 年 2 月 10 日。

主述：双髋疼痛，活动受限 1 年。

现病史：双髋外侧疼痛，夜晚加重，影响睡眠，双下肢活动严重受限，举步困难，不能侧卧位，不能久坐久站，遇冷加重，与天气变化有关，病史 1 年，加重 2 个月。行钩活术髋三穴治疗一次，症状缓解不明显。

查体：持仗跛行步态，双髋内收 15°、外展 10°，双侧 "4" 字试验（＋），双足底叩击试验（＋），双侧大转子叩击试验（＋），双腹股沟压痛、床边分离试验（＋）。

辅助检查：血常规、尿常规、凝血功能无异常。

X 线摄片：右侧髋关节骨密度不均匀，骨小梁部分结构消失；左侧髋关节囊样变。（图 4-3-6、图 4-3-7）

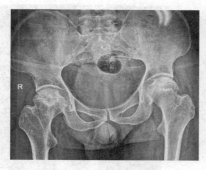

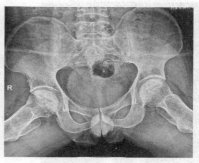

图 4-3-6　X 线摄片双髋正位片　　　图 4-3-7　X 线摄片双髋侧位片

MRI：右侧股骨头呈高信号和低信号相混杂的信号改变，T2 表现有低信号和高信号同时共存的双线征；左侧股骨头呈高低信号混杂（图 4-3-8、图 4-3-9）。

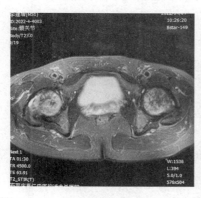

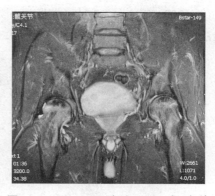

图 4-3-8　MRI 双髋 T2 STIR（T）片　　　图 4-3-9　MRI 双髋 T2 STIR（C）片

印象：双侧股骨头无菌性坏死，右侧Ⅲ期，左侧Ⅱ期。

分析：双髋疼痛、活动受限，查体双侧"4"字试验（+），影像学检查符合股骨头无菌性坏死，符合中医瘀血阻络型骨蚀病。

诊断：骨蚀病（中医）；股骨头无菌性坏死（西医）。

治则：抽瘀活血，舒筋通络。

治法：钩活骨减压术。

选穴：双侧股骨大转子钩活骨减压Ⅰ穴。

针具：一次性使用钩活术钩鍉针刺探针（GJ-01）。

操作：行钩活骨减压术常规操作。成功抽吸骨髓左侧 8mL、右侧 12mL，两侧共 20mL（图 4-3-10、图 4-3-11）。

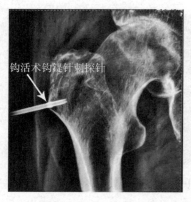
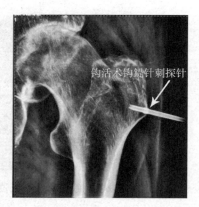

图 4-3-10 C 型臂透视下右髋行钩活骨减压术   图 4-3-11 C 型臂透视下左髋行钩活骨减压术

给予 30min 钩活骨减压术，术后患者双髋疼痛减轻，活动功能明显好转。

二诊：2021 年 2 月 17 日，左髋疼痛好转 50%，右髋疼痛好转 30%。

治法：富血小板血浆（PRP）治疗术（图 4-3-12、图 4-3-13）。

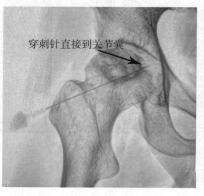
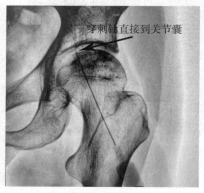

图 4-3-12   C 型臂透视下右髋   图 4-3-13   C 型臂透视下左髋
行富血小板血浆治疗   行富血小板血浆治疗

C 型臂下用髋关节定位尺指导，将针穿刺入髋关节腔，缓慢注射 PRP，完成治疗。治疗后患者可去拐独自行走，跛行及双髋疼痛好转至 70% 左右。

三诊：2021 年 3 月 24 日，双髋疼痛、活动受限好转 70%，口服中药调理。

随访：2022 年 4 月 1 日电话随访，患者病情稳定，双髋疼痛无反弹。

【按语】C 型臂下定位尺精准定位，局部靶点腧穴行钩活术，对局部软组织减压减张、松解疏通，协调软组织痉挛及挛缩，促进局部血液循环，改善局部供血，局部炎症消退。钩活骨减压术通过抽吸骨髓，祛瘀血，生新血，长新骨；PRP 关节腔注射促进修复股骨头及关节软骨。

先期钩活术软组织治疗效果不明显，随后钩活骨减压术硬组织治疗取得明显疗效，紧跟 PRP 关节腔注射治疗，三管齐下，内外平衡，血供改善，关节修复，疼痛和功能障碍明显改善。

第四节　髂骨骨内高压症

骶髂关节髂骨位于髋骨的后上部，在髋骨的三骨中最大，分为髂骨体和髂骨翼两部分。髂骨体位于髂骨的下部，参与构成髋臼后上部。由髂骨体向上方伸出的扇形骨板叫髂骨翼，翼的内面凹陷名髂窝，为大骨盆的侧壁，窝的下方以弓状线与髂骨体分界。弓状线前端有一隆起，名髂耻隆起，髂窝的后面粗糙，有一近横位的耳状面，与骶骨的耳状面构成关节。髂骨翼的上缘肥厚且呈弓形向上凸弯，为髂嵴。两侧髂嵴最高点的连线约平齐第四腰椎棘突，是定位椎骨的标志。翼的前缘弯曲向下，达于髋臼，生有上、下两个骨突，分别叫作髂前上棘和髂前下棘。翼的后缘也生有上、下两骨突，分别命名为髂后上棘和髂后下棘。两侧髂后上棘的连线约平第二骶椎。从髂前上棘向后 5～7cm 处，髂嵴较厚且向外突出，叫作髂（嵴）结节，是骨髓穿刺常用的部位。

髂骨尤其是髂骨翼是腰臀骶部肌肉的附着处，当人体腰椎和臀部受到超负荷的各种暴力和慢性应力作用时，髂骨骨小梁的连续性受到破坏，就会发生微小骨折。骨小梁的间断性骨折和再生，循环往复，继而形成髂骨骨内高压，髂骨周围肌肉韧带的退变又会增加骨内高压，骨内高压和周围软组织退变形成恶性循环，影响功能，产生顽固性腰、臀、下肢疼痛。

髂骨骨细胞、骨小梁的退变，是髂骨退变的基础，髂骨退变使骨内应力内环境发生变化，加之髂骨的载荷使内应力急剧增加，骨内应力的增加必然影响髂骨血液循环，骨内压力的增高既是因髂骨退变的一种病理因素，又是致病因素。因此髂骨骨内压力的解除是治疗顽固性腰、臀及下肢疼痛的必然手段。

骨内应力、血流动力、骨室内压与腰椎管狭窄症基本类同，骨室内压力增高是骨室内淤血的重要指数，骨细胞损伤学说表明，压力增高使正常骨组织骨强度增高以抵抗外力，促使骨质退变、骨小梁变形，增高的压力作用于退变骨，一方面应力集中，导致高压力，另一方面退变骨失去对这种高压力的保护性反应，使骨内压力增高。钩活骨减压术在最合适的位置即髂骨翼的最敏感处解除骨内的高压，使血流淤滞解除，液体渗出减少，静脉回流畅通，炎性物质代谢吸收，恶性循环状态转变为良性循环状态。压迫症状得到缓解，顽固性腰、臀及下肢疼痛得到控制。

髂骨骨内高压症早期可能没有临床症状，随着年龄增长，疾病在悄无声息中加重，或阶段性发作，在某种诱发原因的前提下，会突然发病，如出现腰腿痛、间歇性跛行、功能障碍。本病属于中医学"腰腿痛""痹证""痿证"范畴。中医各种疗法及西医的手术都有一定疗效，本章节重点介绍钩活骨减压术治疗顽固性腰、臀、下肢疼痛。

一、适应证

1. 适应期

腰臀下肢疼痛的发作期（实证、虚实夹杂证）。

2. 适应证

腰椎骨质增生、腰椎管狭窄、腰椎侧弯、腰椎滑脱、外伤粘连等引起的腰、臀、下肢顽固痛性疼痛、静息痛、夜间痛、痛有定处或固定不移。

3. 金标准

髂骨骨内高压症。

二、禁忌证

腰椎骨结核、腰椎或髂骨骨肿瘤、肺肿瘤、血液病、心脑血管病急性期、急慢性感染性疾病、各种代谢紊乱综合征、脏器功能衰竭、血常规异常或发热者、局部皮温增高、糖尿病患者血糖控制不良者等。

三、术前检查

1. 血尿常规。

2. 红细胞沉降率（ESR）。

3. 凝血四项检查。

4. 血清尿酸测定（UA）。

5. C 反应蛋白测定（CRP）。

6. 抗链球菌溶血素"O"测定（ASO）。

7. 类风湿因子与凝集试验（RF）。

8. 血清钾测定。

9. 肺 CT。

10. 髋关节 X 线摄片检查或 CT、MRI、骨密度。

四、施术标准

1. 病史

腰臀下肢疼痛保守治疗效果不理想，或有软组织治疗史。

2. 症状

腰臀下肢顽固性疼痛、静息痛、夜间痛。

3. 体征

髂（嵴）结节深压痛或有痛敏点。

4. 影像

X 线摄片、CT、MRI 显示髂骨退变、骨盆倾斜；TMT 显示相关区域温度异常。

5. 排除其他疾病

综合分析，排除其他疾病。

五、施术过程

选择合适体位，一般情况为侧卧位（图 4-4-1）、俯卧胸位（图 4-4-2），遵照钩活骨减压术施术标准。

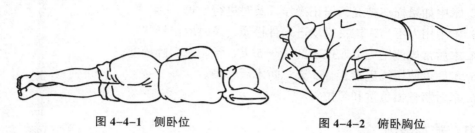

图 4-4-1　侧卧位　　　　　　　　图 4-4-2　俯卧胸位

操作流程：

1. 确定钩活骨减压术的髂骨骨减压穴，做好标记。

2. 常规消毒，行无菌操作。

3. 用 1% 盐酸利多卡因 3mL 行局部麻醉。

4. 将一次性使用钩活术钩鍉针刺探针垂直穿过皮肤，左右 15° 旋转进入皮下组织，针慢慢深达骨面，钻骨，针头进入骨松质。

5. 退出直锥针，留置套管针，吻合无菌注射器，抽吸骨髓 2 ~ 18mL。

6. 退针，无菌包扎，加压封口防渗。

7. 留观 15min，回病房。

六、穴序与疗程

1. 减压穴序为髂骨骨减压Ⅰ、Ⅱ、Ⅲ穴，双侧髂骨骨内高压可双侧减压。

2. 治疗 3 次为一个疗程，两次间隔 7 ~ 14 天。两个疗程间隔 3 个月。一次治疗症状好转 ≥ 75% 时，可暂不做第二次钩活骨减压术。

七、注意事项

1. 使用前检查一次性使用钩活术钩鍉针刺探针有无破损、失效。

2. 严格行无菌操作，防止感染，灵活操作，不能用蛮力。

3. 钻骨的角度与骨面垂直，不能追求落空感，达到深度即可。

4. 操作时注意柄向、钩翼向与肌纤维、神经的走向一致。

5. 钻骨时旋转度左右 15° 角，力量柔和，不能单方向旋转。

6. 钩翼是钻骨深度的标尺，用力过猛致钩翼进入骨松质，可造成钩翼松动脱落事故。

7. 退针时反向用力要协调，首先将针退出骨质，再退出软组织。

8. 术后的局部按压不少于 5min，将患者移出治疗室后用 3 kg 沙袋压迫不少于 15min。

9.损伤神经、血管、骨骼、腹部脏器等，及时抢救。

八、预防

1.术前抗凝治疗其他疾病者，凝血功能必须正常，注意术中出血。

2.术中如果损伤神经，停止操作，及时进行处理。

3.术中用力不当，钩翼松动进入骨松质，及时取出异物。

4.术后常规使用抗聚或抗凝剂 3～5 天，预防术后肺栓塞。

5.术后可使用抗生素 3～5 天，防术后感染。

6.术后髂骨慎负重和牵拉。

九、病案举例

瘀血阻臀，下肢疼痛

王某，女，50 岁，石家庄人。

初诊：2021 年 4 月 1 日。

主诉：腰痛，右下肢放射痛 15 天。

现病史：搬重物扭伤后右下肢放射痛 15 天，疼痛如刺，向下肢放射，痛处拒按，夜晚加重，影响睡眠，经口服药物、贴膏药、推拿、针灸等治疗无效。钩活术治疗 2 次疼痛稍有缓解。

检查：右髂（嵴）结节深压痛，坐位屈颈试验（＋），右直腿抬高试验（－），右股神经牵拉试验（－），膝腱反射尚可，下肢肌力正常，病理征阴性。血压 130/90mmHg，舌淡红，苔黄，脉弦。

辅助检查：血常规、尿常规、心电图、血糖检查无异常。

MRI：L_5～S_1 椎体后缘可见向左后脱出的椎间盘，椎管狭窄，硬膜囊受压。（图 4-4-3、图 4-4-4）。

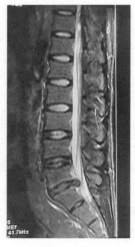 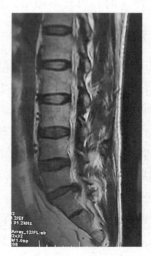

图 4-4-3　MRI 腰椎矢状位 T2 STIR（T）片　　　图 4-4-4　MRI 腰椎矢状位 T2 FSE（S）片

印象：腰椎间盘脱出致局限性椎管狭窄。

分析：患者为中年女性，搬重物扭伤致使瘀血阻滞腰臀部经络，气滞血瘀，经络不通，出现下肢痛，疼痛如刺，痛处拒按，夜晚加重，影响睡眠等，符合瘀血停滞型髂骨骨内高压症发病过程。

诊断：腰痹病（中医）；脱出型腰椎间盘突出症（西医）。

治则：抽瘀通络止痛。

治法：钩活骨减压术。

选穴：髂骨骨减压Ⅰ穴。

针具：一次性使用钩活术钩鍉针刺探针（GJ-03）。

操作：钩活骨减压术常规操作。成功抽吸 18mL 骨髓（图 4-4-5、图 4-4-6）。

治疗 30min，患者自述下肢疼痛好转 80%，已能直腰行走。

二诊：2021 年 4 月 8 日，患者自述疼痛明显好转，嘱患者口服中药（补肾、祛风、活血）调理。

随访：2022 年 4 月 10 日电话随访，上述症状无反复。嘱其避风寒，慎劳作，注意保养。

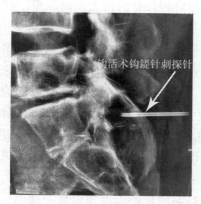 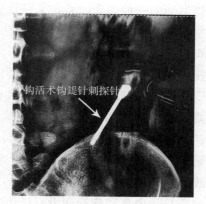

图 4-4-5　C 型臂透视下右髂骨行钩活骨减压术　　图 4-4-6　C 型臂透视下右髂骨行钩活骨减压术

【按语】此病例系臀部骨内瘀血，经络闭阻，不通则痛，夜间疼痛，髂骨钩活骨减压术，直达病灶，放血通络，一次治愈。嘱患者在日常生活中避风寒，慎劳作，强体质，防复发。

第五节　肩胛骨骨内高压症

肩关节和上肢的顽固性疼痛、肩关节功能障碍，形成骨内高压症，涉及肩胛骨和肱骨。由于生理解剖的原因，肩胛骨的载荷量比肱骨载荷量更大，临床肩胛骨骨内高压症发病率最高，所以在此以肩胛骨为主进行叙述。

肩胛骨也叫胛骨、琵琶骨，位于胸廓的后面，是倒置的三角形扁骨，介于第二至

钩活骨减压术

第七肋之间，分为两个面、3个角和3个缘。前面为肩胛下窝，是一大而浅的窝。后面有一横行的骨嵴，称肩胛冈，冈上、下的浅窝分别称为冈上窝和冈下窝。肩胛冈的外侧扁平，称肩峰。外侧角肥厚，有梨形关节面，称关节盂，关节盂的上下方各有一小的粗糙隆起，分别称盂上结节和盂下结节。上角和下角位于内侧缘的上端和下端，分别平对第二肋和第七肋，可作为定位肋的标志。肩胛骨上缘的外侧有肩胛切迹，肩胛切迹外侧的指状突起，因外形酷似鸟嘴，故称喙突；内侧缘长而薄，对向脊柱，称脊柱缘；外侧缘肥厚，对向腋窝，称腋缘。肩胛骨、锁骨和肱骨构成肩关节。肩胛骨位于背部的外上方。肩胛骨前面微凹，后面有一向外上的高嵴，称为肩胛冈，其外侧端称肩峰，是肩部的最高点。肩胛骨在体表可触及，肩胛骨连接上肢和脊柱，保护器官、神经、血管等。肩胛骨具有上提、下抑、外旋、内旋、外展及内收等功能，肩胛骨由骨细胞所构成，当人体肩胛骨受到超负荷的各种暴力和慢性应力作用时，骨小梁的连续性受到破坏，会发生微小骨折。骨小梁的间断性骨折和再生，循环往复，继而形成骨外形的微小变化，其功能受到影响，出现顽固性肩背上肢疼痛。

骨细胞、骨小梁的退变老化，使骨内应力内环境发生变化，加之肩胛骨的载荷使内应力急剧增加，骨内应力的增加必然影响肩胛骨血液循环，骨内压力的增高既是因肩胛骨退变的一种病理因素，又是致病因素。因此肩胛骨骨内压力的解除是治疗顽固性肩背上肢疼痛的必然手段。

实验证明，当骨髓内压力升高，骨内循环血量就减少，可造成骨髓组织缺氧，缺氧又使骨髓组织肿胀，肿胀又使骨髓内压力继续升高，这种恶性循环现象会加速骨质的退变。这种骨髓内压力升高的释放点是肩胛冈，钩活术钩活骨减压术选取的钩活骨减压腧穴就是肩胛冈。通过钩活骨减压术使肩胛骨内血流动力和骨室内压得到调整，因为钩活骨减压术直接减除骨内的高压，抽吸肩胛骨内的骨髓，消除骨内静脉淤滞，压力解除直接供血，静脉淤滞消除，直接回血，供回结合，血液循环正常，病理状态得到改善。

肩胛骨骨内高压症初期没有任何症状，随着时间的延长会出现肩背上肢痛，间断性发作日渐加重，以顽固、静息、夜间痛为特点，重则上肢功能障碍。中医古籍中并无肩胛骨骨内高压症的直接记载，本病属于中医学"颈肩痛""痹证""痿证"范畴。中医各种疗法及西医的手术都有一定疗效。本章节重点介绍钩活骨减压术治疗顽固性肩背上肢痛。

一、适应证

1. 适应期
中重度肩背上肢疼痛的发作期（实证、虚实夹杂证）。

2. 适应证
顽固性肩背上肢疼痛，如颈肩综合征、肩关节撞击综合征、肩周炎、外伤粘连引起的肩背上肢静息痛、夜间痛、顽固痛、痛有定处或固定不移等症状。

3. 金标准

肩胛骨骨内高压症。

二、禁忌证

肩袖撕裂、肩关节骨髓炎、化脓性滑膜炎、骨结核、肩胛骨肿瘤、肺肿瘤、胸膜炎、血液病、心脑血管病急性期、急慢性感染性疾病、各种代谢紊乱综合征、脏器功能衰竭、血常规异常或发热者、局部皮温增高、糖尿病患者血糖控制不良者等。

三、术前检查

1. 血尿常规。

2. 红细胞沉降率（ESR）。

3. 凝血四项检查。

4. 血清尿酸测定（UA）。

5. C 反应蛋白测定（CRP）。

6. 抗链球菌溶血素"O"测定（ASO）。

7. 类风湿因子与凝集试验（RF）。

8. 血清钾测定。

9. 肩关节 X 线摄片或 CT、MRI、骨密度。

四、施术标准

1. 病史

肩背上肢疼痛，保守治疗效果不理想，或有软组织治疗史。

2. 症状

肩背上肢顽固性疼痛或静息痛、夜间痛等。

3. 体征

肩胛冈深压痛，肩胛骨脊柱缘、腋缘深压痛或有肌肉萎缩。

4. 影像

X 线摄片、CT、MRI 显示颈肩退变、增生等；TMT 显示相关区域温度异常。

5. 排除

综合分析，排除其他疾病。

五、施术过程

选择合适体位，一般情况为俯卧胸位（图 4-5-1），遵照钩活骨减压术的施术标准。

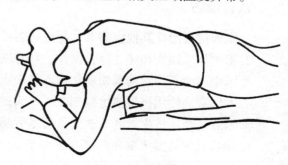

图 4-5-1　俯卧胸位

操作流程：

1. 确定钩活骨减压术的肩胛骨骨减压穴，做好标记。

2. 常规消毒，无菌操作。

3. 用 1% 盐酸利多卡因 3mL 行局部麻醉。

4. 将一次性使用钩活术钩鍉针刺探针垂直穿过皮肤，左右 15° 旋转进入皮下组织，针慢慢深达骨面，钻骨，针头进入骨松质。

5. 退出直锥针，留置套管针，吻合无菌注射器，抽吸骨髓 2 ～ 18mL。

6. 退针，行无菌包扎，加压封口防渗。

7. 留观 15min，回病房。

六、穴序与疗程

1. 减压穴序：肩胛骨骨减压 Ⅰ、Ⅱ、Ⅲ 穴，双侧肩胛骨骨内高压可双侧减压。

2. 治疗 3 次为一个疗程，两次治疗间隔 7 ～ 14 天。两个疗程间隔 3 个月。一次治疗症状好转 ≥ 75% 时，可暂不做第二次钩活骨减压术。

七、注意事项

1. 使用前检查一次性使用钩活术钩鍉针刺探针有无破损、失效。

2. 严格实施无菌操作，防止感染，灵活操作，不能用蛮力。

3. 钻骨的角度与骨面垂直，不能追求落空感，达到深度即可。

4. 操作时注意柄向、钩翼向与肌纤维、神经的走向一致。

5. 钻骨时旋转度左右 15° 角，力量柔和，不能单方向旋转。

6. 钩翼是钻骨深度的标尺，用力过猛致钩翼进入骨松质，可造成钩翼松动脱落事故。

7. 退针时反向用力要协调，首先将针退出骨质，再退出软组织。

8. 术后的局部按压不少于 5min，将患者移出治疗室用后，用 3kg 沙袋压迫不少于 15min。

9. 如有发生损伤神经、血管等，及时抢救。

八、预防

1. 术前抗凝治疗其他疾病者，凝血功能必须正常，注意术中出血。

2. 术中如果损伤神经，停止操作，及时进行处理。

3. 术中用力不当致钩翼松动，进入骨松质，及时取出异物。

4. 术后常规使用抗聚或抗凝剂 3 ～ 5 天，预防术后肺栓塞。

5. 术后可使用抗生素 3 ～ 5 天，防术后感染。

6. 术后肩胛骨慎负重和牵拉。

九、病案举例

1. 肩背疼痛，夜间加重

孙某，女，51岁，四川南充人。

初诊：2021年5月8日。

主诉：右肩背及上肢疼痛两年。

现病史：患者两年前劳伤后出现右肩疼痛，经反复针刺、拔罐、封闭治疗后无明显好转，并逐渐发展为肩背及右上肢疼痛，夜间加重，夜间痛醒，日间稍减轻，不能右侧卧位，纳可，二便尚可。

查体：右肩胛冈深压痛，右肩活动度尚可。舌暗红，苔白，脉弦紧。

辅助检查：血常规、尿常规、心电图、血糖检查无异常。

X线摄片：右肩关节无明显异常。

印象：右肩胛骨骨内高压症。

分析：患者为中年女性，既往有右肩劳伤史，内生瘀血，经络不通，痛有定处，夜间加重，影响睡眠，无上肢功能障碍等，符合气滞血瘀型肩胛骨骨内高压症发病过程。

诊断：肩痹病（中医）；肩胛骨骨内高压症（西医）。

治则：放血通络止痛。

治法：钩活骨减压术。

选穴：右肩胛骨骨减压I穴。

针具：一次性使用钩活术钩鍉针刺探针（GJ-03）。

操作：行钩活骨减压术常规操作，成功抽吸18mL骨髓（图4-5-2、图4-5-3）。

给予30min钩活骨减压术，患者右肩背及上肢疼痛明显好转。

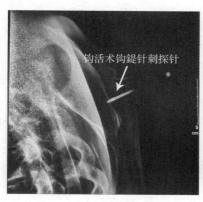
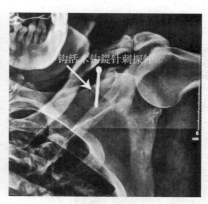

图 4-5-2　C 型臂透视下
右肩胛冈行钩活骨减压术图 1

图 4-5-3　C 型臂透视下
右肩胛冈行钩活骨减压术图 2

二诊：2021年5月15日，患者自述右肩背及上肢疼痛基本消失，夜间未再出现疼痛。嘱患者口服中药善后。

随访：2022年5月15日电话随访，上述症状无反复。嘱患者避风寒，慎劳作，注意保养。

【按语】此病例系肩胛骨骨内瘀血，经络闭阻，不通则痛，夜间疼痛，右肩胛骨钩活骨减压术直达病灶，放血通络，故一次治愈。此患者在今后的日常生活中需避风寒，慎劳作，强体质，防复发。

2. 肩部疼痛，夜间加重

张某，女，60岁，北京通州人。

初诊：2019年7月8日。

主诉：左肩疼痛1年，加重5天。

现病史：患者1年前外伤后出现左肩疼痛，活动稍受限，经反复针刺、拔罐、封闭治疗后无明显好转，夜间加重，夜间痛醒，日间减轻，纳可，二便尚可，高血压病史。

查体：左侧喙突压痛，左肩胛冈无明显压痛，左肩活动度尚可。舌暗红，苔白，脉弦紧。

辅助检查：血常规、尿常规、心电图、血糖检查无异常。

X线摄片：左肩关节无明显异常。

印象：左肩胛骨骨内高压症。

分析：患者为老年女性，既往有左肩外伤史，内生瘀血，经络不通，痛有定处，夜间加重，影响睡眠，无上肢功能障碍等，符合气滞血瘀型肩胛骨骨内高压症发病过程。

诊断：肩痹病（中医）；肩胛骨骨内高压症（西医）。

治则：放血通络止痛。

治法：钩活骨减压术。

选穴：左肩喙突钩活骨减压穴。

针具：一次性使用钩活术钩鍉针刺探针（GJ-03）。

操作：行钩活骨减压术常规操作。成功抽吸12mL骨髓（图4-5-4）。

给予30min钩活骨减压术，患者左肩疼痛明显好转。

二诊：2019年7月15日，患者左肩疼痛基本消失，夜间未再出现疼痛。嘱患者口服中药善后。

随访：2020年5月23日电话随访，上述症状无

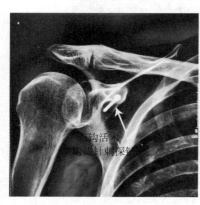

图4-5-4 C型臂透视下左喙突行钩活骨减压术

反复。嘱患者避风寒，慎劳作，注意保养。

【按语】此病例系肩胛骨骨内瘀血，经络闭阻，不通则痛，夜间疼痛，选取左喙突行骨钩活骨减压术，治疗直达病灶，放血通络，故一次治愈。此患者在今后的日常生活中需避风寒，慎劳作，强体质，防复发。

第五章 脊柱关节骨疾病

脊柱关节骨的骨内高压缘于脊柱的退变和劳损，骨内高压又加速脊椎管狭窄的形成，并且加重脊椎管狭窄的症状，形成疼痛、酸胀、功能障碍为主的症候群。治疗脊椎管狭窄症，钩活骨减压术为有效方法之一。椎管狭窄症的病因在于脊柱的退变，退变的过程会使骨内压逐渐增高，骨内高压的过程又会加速脊柱的退变，形成恶性循环。只有对松质骨进行减压减张，才能改善骨内血液循环，从而改善骨外的血液循环，控制椎管狭窄的进程，缓解椎管狭窄的症状，改善其功能。顽固性头晕缘于枢椎骨内高压，顽固性耳鸣耳聋缘于乳突骨骨内高压，利用钩活骨减压术减压、减张，可达到缓解症状、改善功能的目的。

第一节 腰椎骨骨内高压症

腰椎位于脊柱的下段，承载着人体的胸廓和大脑，由于后天人体站立行走而形成的生理前曲用于承载巨大的载荷。人体的脊椎骨是由骨细胞所构成的脊柱框架，当人体腰椎受到超负荷的各种暴力和慢性应力作用时，骨小梁的连续性受到破坏，会发生微小骨折。骨小梁的间断性骨折和再生循环往复，继而形成骨外形的变形、碎裂、增生、管腔狭窄等变化，压迫神经出现临床症状，形成腰椎管狭窄症。腰椎管狭窄使腰椎骨骨内压力进一步增加，腰椎骨骨内压力的增高，加速腰椎管狭窄症状的出现。钩活骨减压术迅速降低骨内高压，缓解症状，控制病情发展速度。

骨细胞、骨小梁的退变是椎体退变的基础，椎体退变使骨内应力内环境发生变化，加之腰椎的载荷使内应力急剧增加，骨内应力的增加必然影响脊椎骨血液循环，骨内压力的增高既是腰椎骨退变的一种病理因素，又是致病因素。因此腰椎骨骨内压力的解除是治疗腰椎管狭窄的必然手段。

骨内应力、血流动力、骨室内压与颈胸椎管狭窄症基本类同，骨室内压力增高是骨室内淤血的重要指数。骨细胞损伤学说表明，压力增高使正常骨组织骨强度增高以抵抗外力，促使骨质退变、骨小梁变形，增高的压力作用于退变骨，一方面应力集中导致高压力，另一方面退变骨失去对这种高压力的保护性反应，使骨结构变形甚至产生破坏，最终出现骨外形压扁甚至椎弓根崩裂，使椎体滑脱。血流淤滞又可迫使液体渗出，而使髓内压即骨组织内压增大，骨承载力反而降低。钩活骨减压术在最合适的位置即椎弓根或椎板解除骨内的高压，使血流淤滞解除，液体渗出减少，静脉回流畅通，炎性物质代谢吸收，将恶性循环状态转变为良性循环状态。压迫症状得到缓解，退变的速度得到控制。

腰椎管狭窄症是指由于椎体退变等多种原因导致腰椎椎骨大孔、椎弓下椎间孔、侧隐窝的狭窄，压迫神经、硬膜囊、血管等产生腰腿痛、腰和下肢功能障碍及相应体征的一组症候群。本病早期可能没有临床症状，随着年龄增长，疾病在悄无声息中加重或阶段性发作，在某种诱发原因下，会突然发病，如出现腰腿痛、静息痛，固定不移。中医古籍中并无腰椎管狭窄症的直接记载，本病属于中医学"腰腿痛""痹证""痿证"范畴。中医疗法及西医手术都有一定疗效，本章节重点介绍钩活骨减压术通过降低骨内压力和骨表张力，改善由腰椎管狭窄症引起的腰腿静息痛，控制脊柱退变狭窄的发展速度。

一、适应证

1. 适应期
症状发作期（实证、虚实夹杂证）。

2. 适应证
腰椎管狭窄症、腰椎增生症、腰椎滑脱、腰椎侧弯畸形、腰椎陈旧性压缩性骨折、外伤粘连等引起的腰腿顽固痛性疼痛、静息痛、夜间痛等。

3. 金标准
腰椎骨内高压症。

二、禁忌证

腰椎骨结核、腰椎骨质疏松、腰椎后路手术、腰椎间盘炎、骨肿瘤、椎体血管瘤、肺肿瘤、血液病、心脑血管病急性期、急慢性感染性疾病、各种代谢紊乱综合征、脏器功能衰竭、血常规异常或发热者、局部皮温增高、糖尿病患者血糖控制不良者等。

三、术前检查

1. 血尿常规。

2. 红细胞沉降率（ESR）。

3. 凝血四项检查；

4. 血清尿酸测定（UA）。

5. C 反应蛋白测定（CRP）。

6. 抗链球菌溶血素"O"测定（ASO）。

7. 类风湿因子与凝集试验（RF）。

8. 血清钾测定。

9. 肺部 CT。

10. 腰椎 X 线摄片或 CT、MRI、TMT、骨密度。

四、施术标准

1. 病史

腰及下肢疼痛保守治疗效果不理想，或有软组织治疗史。

2. 症状

腰及下肢顽固性疼痛、静息痛、夜间痛、间歇性跛行、无法行走等症状。

3. 体征

腰椎变形，弯腰驼背，棘上叩击痛，椎旁深压痛，活动受限，功能障碍。

4. 影像

通过 X 线摄片或 CT、MRI、TMT 等检查确诊为腰椎退变骨质增生、腰椎管狭窄症、腰椎滑脱、腰椎侧弯畸形、腰椎陈旧性压缩性骨折、外伤粘连等。TMT 显示相关区域温度异常。

5. 排除其他疾病

综合分析，排除其他疾病。

五、施术过程

选择合适体位，一般情况为俯卧位，遵照钩活骨减压术的施术标准。

钩活骨减压术腰椎减压体位见图 5-1-1。

操作流程：

1. 确定钩活骨减压术的腰椎骨骨减压穴，做好标记。

2. 常规消毒，无菌操作。

3. 用 1% 盐酸利多卡因 3mL 行局部麻醉。

4. 将一次性使用钩活术钩鍉针刺探针垂直穿过皮肤，左右 15° 旋转进入皮下组织，慢慢深达骨面，钻骨，针头进入骨松质。

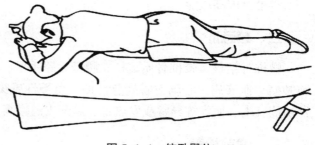

图 5-1-1　俯卧臀位

5. 退出直锥针，留置套管针，吻合无菌注射器，抽吸骨髓 2 ～ 18mL。

6. 退针，行无菌包扎，加压封口防渗。

7. 留观 15min，回病房。

六、穴序与疗程

1. 减压穴序为椎弓根、椎板、棘突，只能单侧、单穴减压。

2. 同一椎骨治疗 3 次为一个疗程，两次间隔 7 ～ 14 天，不同椎骨间隔 4 ～ 7 天，同一椎骨的同一腧穴间隔 3 个月。6 个月内不超过两节椎骨。一次治疗症状好转 ≥ 75% 时，可暂不做第二次钩活骨减压术。

七、注意事项

1. 一次性使用钩活术钩鍉针刺探针使用前检查有无破损、失效。

2. 严格实施无菌操作，防止感染，灵活操作，不能用蛮力。

3. 钻骨的角度与骨面垂直，不能追求落空感，达到深度即可。

4. 操作时注意柄向、钩翼向与肌纤维、神经的走向一致。

5. 钻骨时旋转度左右 15° 角，力量柔和，不能单方向旋转。

6. 钩翼是钻骨深度的标尺，用力过猛致钩翼进入骨松质，造成钩翼松动脱落事故。

7. 退针时反向用力要协调，首先退出骨质再退出软组织。

8. 术后局部按压不少于 5min，将患者移出治疗室后用 3 kg 沙袋压迫，不少于 15min。

9. 如有发生损伤神经、血管、硬膜囊等，及时抢救。

八、预防

1. 术前抗凝治疗其他疾病者，凝血功能必须正常，注意术中出血。

2. 术中如果损伤脊髓、神经，停止操作，及时进行处理。

3. 术中用力不当致钩翼松动，进入骨松质，及时取出异物。

4. 术后常规使用抗聚或抗凝剂 3 ～ 5 天，预防术后肺栓塞。

5. 术后可使用抗生素 3 ～ 5 天，防术后感染。

6. 术后腰椎骨慎负重，禁牵引。

九、病案举例

1. 骨内瘀血，腰腿疼痛

张某，男，51 岁，石家庄正定人。

初诊：2019 年 4 月 2 日。

主诉：腰痛、左下肢疼痛 5 天。

现病史：5 天前患者因扭伤后而突然腰痛，左下肢放射痛至小腿外侧，患者被迫取右侧卧位，夜晚疼痛不能入睡，行走困难，4 天前经钩活术软组织治疗，无明显好转。

检查：查体欠合作，L_4 左侧椎旁深压痛，左直腿抬高试验 15°（+），左直腿抬高加强试验 10°（+），鞠躬试验（+），挺腰试验（+），坐位伸膝试验（+），左拇趾背伸肌力尚可。

辅助检查：血常规、尿常规、心电图检查无异常。

MRI：$L_4 \sim L_5$ 椎间盘突出（中央型）（图 5-1-2、图 5-1-3）。

印象：腰椎间盘突出（中央型）。

分析：患者为中年男性，有扭伤史，静息痛，而且钩活术治疗后效果不明显，符合钩活骨减压术的治疗标准。

诊断：腰痹病（中医）；腰椎间盘突出症（西医）。

治则：抽瘀活血，疏通筋脉。

治法：钩活骨减压术。

选穴：L_4 椎弓根钩活骨减压穴。

针具：一次性使用钩活术钩鍉针刺探针（GJ-02）。

操作：行钩活骨减压术常规操作。成功抽吸 18mL 骨髓。

治疗：钩活骨减压术（图 5-1-4、图 5-1-5）。

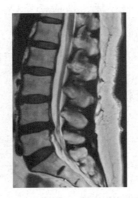

图 5-1-2　MRI 腰椎矢状位 T2FSE（S）片

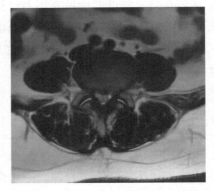

图 5-1-3　MRI 腰椎轴位 T2FSE（T）片

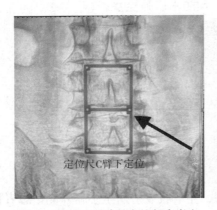

图 5-1-4　C 型臂下定位新夹脊穴

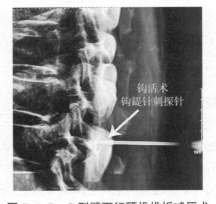

图 5-1-5　C 型臂下行腰椎椎板减压术

给予 30min 治疗，腰痛及左下肢疼痛明显缓解，左直腿抬高试验由 15°（+）变为 45°（+）。嘱患者口服中药 7 天复诊。

二诊：2019 年 4 月 10 日，患者自述腰腿痛好转 80%，左直腿抬高 80°（±），鞠躬试验（±），挺腰试验（±）。中药调理，嘱患者一个月后复诊。

随访：2020 年 4 月 18 日电话随访，上述症状无反复。患者饮食佳，二便调。嘱其避风寒，慎劳作，注意保养。

【按语】此病例系扭伤致椎体内瘀血，气血不畅，经络不通所致。该患者病程短，及时于L₄椎弓根进行钩活骨减压术，治疗直达病灶，放血抽瘀，疏通筋脉，故一次治愈。此患者在今后的日常生活中需避风寒，慎劳作，防复发。

2. 瘀血阻腰，下肢疼痛

张某，男，50岁，内蒙古赤峰人。

初诊：2020年4月30日。

主诉：腰痛，左下肢放射痛15天。

现病史：腰椎陈旧性压缩性骨折10年，不明原因腰痛，左下肢放射痛至小腿外侧15天，痛如针刺，痛处拒按，夜晚加重，无法平卧，翻身不利，影响睡眠，二便尚可。经口服药物、贴膏药、推拿、针灸等治疗无效。7天前行钩活术治疗症状稍有好转，夜晚疼痛无改善。

检查：L₄、L₅棘上叩击痛，L₄～L₅左侧椎旁深压痛，坐位屈颈试验（+）、左直腿抬高试验（−）、左股神经牵拉试验（−），膝腱反射尚可，下肢肌力正常；血压120/90mmHg，舌淡红，苔白，脉弦。

辅助检查：血常规、尿常规、心电图、血糖检查无异常。

CT：腰椎生理曲度存在，椎间隙可，L₄、L₅椎体前缘可见轻度骨质增生，椎体未见滑脱征象，L₅～S₁椎体后缘可见向左后脱出的椎间盘，椎管狭窄，硬膜囊受压，余椎旁软组织未见异常（图5-1-6、图5-1-7）。

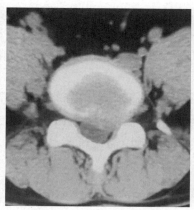 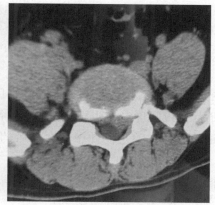

图5-1-6　CT腰椎轴位片1　　　　图5-1-7　CT腰椎轴位片2

印象：腰椎间盘脱出。

分析：患者为中年男性，有腰椎陈旧性压缩性骨折病史10年，致使瘀血阻滞腰部经络，气滞血瘀，经络不通，出现腰痛下肢放射痛，疼痛如刺，痛有定处，痛处拒按，夜晚加重，翻身不利，影响睡眠等，符合瘀血停滞的腰椎骨内高压症发病过程。

诊断：腰痹病（中医）；脱出型腰椎间盘突出症（西医）。

治则：抽瘀通络止痛。

治法：钩活骨减压术。

选穴：L$_5$椎弓根钩活骨减压穴。

针具：一次性使用钩活术钩鍉针刺探针（GJ-02）。

操作：行钩活骨减压术常规操作。成功抽吸 12mL 骨髓（图 5-1-8、图 5-1-9）。

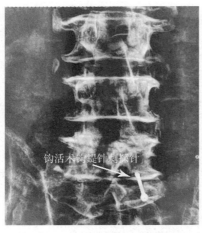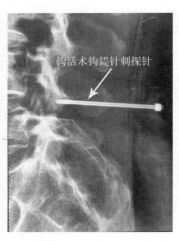

图 5-1-8　C 型臂透视下行椎弓根　　图 5-1-9　C 型臂透视下行椎弓根
钩活骨减压术图 1　　　　　　　　　钩活骨减压术图 2

给予 30min 治疗，患者腰腿疼痛明显好转，已能直腰行走。

二诊：2020 年 5 月 8 日，患者自述腰腿痛好转 80%，嘱患者口服中药（补肾、祛风、活血）调理。

随访：2021 年 5 月 8 日电话随访，上述症状无反复。嘱患者避风寒，慎劳作，注意保养。

【按语】此病例系腰部骨内瘀血，经络闭阻，不通则痛，夜间疼痛，首先行钩活术软组织治疗，夜间疼痛无明显好转，继而行 L$_5$椎弓根钩活术骨减压术，治疗直达病灶，放血通络，一次治愈。此患者在今后的日常生活中需避风寒，慎劳作，强体质，防复发。

3. 腰椎瘀血，腰腿顽痛

栗某，男，65 岁，河北石家庄人。

初诊：2021 年 3 月 2 日。

主诉：腰痛，右下肢放射痛 6 个月。

现病史：患者 6 个月前因劳累后出现腰痛，右下肢放射痛至小腿，翻身疼痛，行走困难，夜晚静息痛影响睡眠，不能久行久站，间歇性跛行 200m（步行走 200m 出现右下肢疼痛，经弯腰、下蹲后症状缓解，仍可继续行走），二便尚可，口服止痛药维持。10 天前行钩活术软组织治疗症状稍有好转。

检查：L$_4$、L$_5$右侧椎旁压痛，右侧直腿抬高试验 45°（＋），加强试验 15°（＋），挺腰试验（＋），坐位伸膝试验（＋），拇趾背伸肌力左侧Ⅳ级、右侧Ⅴ级。

辅助检查：血常规、尿常规、心电图、血糖检查无异常。

X线摄片：腰椎曲度尚可，L_2～L_5椎体前缘有不同程度的椎体增生，L_5～S_1椎椎间隙变窄（图5-1-10、图5-1-11）。

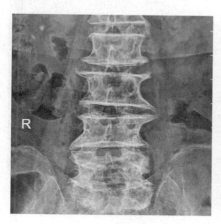
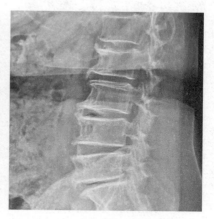

图5-1-10　X线摄片腰椎正位片　　　图5-1-11　X线摄片腰椎侧位片

MRI：L_4、L_5椎体后缘可见向左后脱出的椎间盘，椎管狭窄，硬膜囊受压（图5-1-12、图5-1-13）。

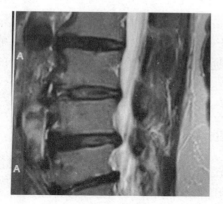
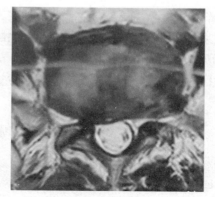

图5-1-12　MRI腰椎矢状位T2 FSE（S）片　　图5-1-13　MRI腰椎轴位T2 FSE（T）片

印象：腰椎间盘脱出。

分析：患者为老年男性，腰椎退行性变致使瘀血阻滞腰部经络，气滞血瘀，经络不通，出现下肢痛，疼痛如刺，痛处拒按，夜晚加重，影响睡眠等，符合瘀血停滞的腰椎骨内高压症发病过程。

诊断：腰痹病（中医）；脱出型腰椎间盘突出症（西医）。

治则：抽瘀通络止痛。

治法：钩活骨减压术。

选穴：L_4椎板钩活骨减压穴。

针具：一次性使用钩活术钩鍉针刺探针（GJ-02）。

操作：行钩活骨减压术常规操作。成功抽吸 10mL 骨髓（图 5-1-14、图 5-1-15）。

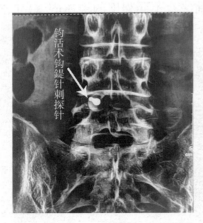

图 5-1-14　C 型臂透视下行椎板
钩活骨减压术图 1

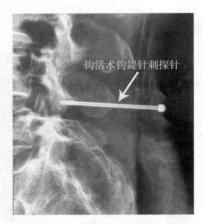

图 5-1-15　C 型臂透视下行椎板
钩活骨减压术图 2

给予 30min 治疗，患者自述下肢疼痛好转 80%，已能直腰行走。

二诊：2021 年 4 月 8 日，患者自述疼痛明显好转。嘱患者口服中药调理。

随访：2022 年 4 月 10 日电话随访，上述症状无反复。嘱患者避风寒，慎劳作，注意保养。

【按语】此病例系腰椎骨内瘀血，椎体退变，经络闭阻，不通则痛，夜间疼痛，采用椎板钩活骨减压术，治疗直达病灶，放血通络，故一次治愈。此患者在今后的日常生活中需避风寒，慎劳作，强体质，防复发。

第二节　胸椎骨骨内高压症

胸椎位于脊柱的中央，共 12 个节段，先天形成生理性后弓，有 12 条肋骨与之相连，与之对应的胸骨形成完整而具有弹性的胸腔，胸腔内有重要的人体脏器，心脏、肺脏和纵隔，人体的脊椎骨是由骨细胞所构成的脊柱骨架，当人体胸椎受到超负荷的各种暴力和慢性应力作用时，骨小梁的连续性受到破坏，会发生骨折。骨小梁的间断性骨折和再生，循环往复，继而形成骨外形的变形、碎裂、增生、椎管狭窄等变化，压迫神经、脊髓出现临床症状，形成胸椎管狭窄症。胸椎骨骨内压力进一步增加，加速胸椎椎管狭窄症状的出现，形成恶性循环。钩活骨减压术迅速降低骨内高压，缓解症状，又控制疾病发展速度。

骨细胞、骨小梁的退变是椎体退变的基础，椎体退变使骨内应力内环境发生变化，加之胸椎的载荷使内应力急剧增加，骨内应力的增加必然影响脊椎骨血液循环。骨内压力的增高既是因脊椎骨退变的一种病理因素，又是致病因素。因此，解除脊椎骨骨内压力是治疗胸椎椎管狭窄的必然手段。

钩活骨减压术在最合适的位置即椎弓根或椎板解除骨内的压力，使血流淤滞解除、液体渗出减少、静脉回流畅通、炎性物质代谢吸收，使恶性循环状态转变为良性循环状态。压迫症状得到缓解，退变的速度得到控制，胸椎椎管狭窄症的症状得到缓解，同时又改善肺脏、心脏和纵隔的功能。

胸椎椎管狭窄症是指由于椎体退变等多种原因导致胸椎椎骨大孔、椎弓下椎间孔的狭窄，压迫神经、脊髓、血管等产生的胸腹部及下肢功能障碍和相应体征的一组症候群。本病早期可能没有临床症状，随着年龄增长，疾病在悄无声息中加重或阶段性发作，在某种原因的诱发下，会突然发病，如胁肋部静息痛、固定不移。中医古籍中并无胸椎椎管狭窄症的直接记载，本病属于中医学"腰腿痛""痹证""痿证"范畴。中医疗法及西医手术都有一定疗效，本章节重点介绍钩活骨减压术通过降低骨内压力和骨表面张力，改善由胸椎管狭窄症引起的胁肋部静息痛，控制脊柱退变狭窄的发展速度。

一、适应证

1. 适应期
症状发作期（实证、虚实夹杂证）。

2. 适应证
胸椎椎管狭窄症、胸椎骨质增生症、胸椎黄韧带肥厚、胸髓受压变性引起的背臀、下肢关节或胁肋部静息痛、夜间痛、顽固痛、痛有定处等。

3. 金标准
胸椎骨内高压症。

二、禁忌证

胸椎骨结核、骨肿瘤、椎体血管瘤、椎体血管瘤、肺肿瘤、胸膜炎、血液病、心脑血管病急性期、急慢性感染性疾病、各种代谢紊乱综合征、脏器功能衰竭、血常规异常或发热者、局部皮温增高、糖尿病患者血糖控制不良者等。

三、术前检查

1. 血尿常规。

2. 红细胞沉降率（ESR）。

3. 凝血四项检查。

4. 血清尿酸测定（UA）。

5. C反应蛋白测定（CRP）。

6. 抗链球菌溶血素"O"测定（ASO）。

7. 类风湿因子与凝集试验（RF）。

8. 血清钾测定。

9. 肺部 CT 检查。

10. 胸椎 X 线摄片、CT、MRI、骨密度。

四、施术标准

1. 病史

胁肋背部疼痛，下肢功能受限，保守治疗效果不理想，或有软组织治疗史。

2. 症状

背臀、下肢关节或胁肋部静息痛、夜间痛、顽固痛、痛有定处。

3. 体征

胸椎棘突上、棘突旁深压痛。

4. 影像

X 线摄片、CT、MRI 显示胸椎退变、狭窄、增生、胸椎脊髓变性等；TMT 显示相关区域温度异常。

5. 排除其他疾病

综合分析，排除其他疾病。

五、施术过程

选择合适体位，一般情况为俯卧胸位（图 5-2-1），遵照钩活骨减压术的施术标准。

操作流程：

1. 确定钩活骨减压术的胸椎骨骨减压穴，做好标记。

2. 常规消毒，行无菌操作。

3. 用 1% 盐酸利多卡因 3mL 行局部麻醉。

4. 将一次性使用钩活术钩鍉针刺探针垂直穿过皮肤，左右 15° 旋转进入皮下组织，慢慢深达骨面，钻骨，针头进入骨松质。

5. 退出直锥针，留置套管针，吻合无菌注射器，抽吸骨髓 2 ～ 18mL。

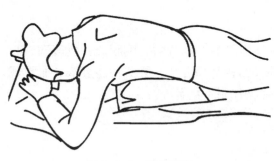

图 5-2-1　俯卧胸位

6. 退针，无菌包扎，加压封口防渗。

7. 留观 15min，回病房。

六、穴序与疗程

1. 减压穴序为椎弓根、椎板、棘突，只能单侧、单穴减压。

2. 同一椎骨治疗 3 次为一个疗程，两次治疗间隔 7 ～ 14 天，不同椎骨间隔 4 ～ 7 天，同一椎骨的同一腧穴间隔 3 个月。6 个月内治疗不超过两节椎骨。一次治疗症状好转 ≥ 75% 时，可暂不做第二次钩活骨减压术。

七、注意事项

1. 使用前检查一次性使用钩活术钩鍉针刺探针有无破损、失效。

2. 严格实施无菌操作，防止感染，灵活操作，不能用蛮力。

3. 钻骨的角度与骨面垂直，不能追求落空感，达到深度即可。

4. 操作时注意柄向、钩翼向与肌纤维、神经的走向一致。

5. 钻骨时旋转度左右 15° 角，力量柔和，不能单方向旋转。

6. 钩翼是钻骨深度的标尺，用力过猛致钩翼进入骨松质，造成钩翼松动脱落事故。

7. 退针时反向用力要协调，首先将针退出骨质，再退出软组织。

8. 术后的局部按压不少于 5min，将患者移出治疗室后用 3 kg 沙袋压迫，不少于 15min。

9. 如损伤神经、血管、胸髓等，及时抢救。

八、预防

1. 术前抗凝治疗其他疾病者，凝血功能必须正常，注意术中出血。

2. 术中如果损伤脊髓、神经、肺脏，停止操作，及时进行处理。

3. 术中用力不当致钩翼松动进入骨松质，及时取出异物。

4. 术后常规抗聚或抗凝剂 3 ～ 5 天，预防术后肺栓塞。

5. 术后可使用抗生素 3 ～ 5 天，防术后感染。

6. 术后胸椎骨慎负重禁牵引。

九、病案举例

瘀血阻背，足底有踩棉感

杨某，男，61 岁，河北石家庄人。

初诊：2020 年 3 月 6 日。

主诉：背痛、走路不稳 3 个月。

现病史：背痛病史 6 年。3 个月前不明原因背痛，夜晚加重，不能入眠，双下肢僵硬，走路不稳，胸腹部有束带感，双足踩棉感，偶有不自主抽动，小便频数，大便尚可，经当地医院给予输液、口服药物治疗无效，来我院求治。

检查：痉挛性步态，走路不稳，$T_{4\sim7}$ 椎旁深压痛，棘突叩击痛，胸部及下肢温觉、触觉、位置觉存在，双胫前肌力 IV 级，肌张力增高，膝、踝腱反射亢进，巴宾斯基征（ + ）。舌紫黯，脉浮。

辅助检查：血常规、尿常规、心电图检查无异常。

X 线摄片表现：胸椎顺列欠佳，中下段棘突左偏，生理后凸存在，所见椎间隙未见变窄，椎体缘可见唇样变。椎旁软组织内未见异常密度影。

MRI 表现：胸椎生理曲度存在，$T_{1\sim4}$、$T_{6\sim8}$ 椎间盘突出，椎管变窄。所见椎体附件骨质结构完整，其内未见异常信号。胸髓内未见明显异常信号影。椎旁软组织无明显肿胀。

印象：胸椎椎管狭窄症。

分析：患者为老年男性，有常年背痛病史，久病生瘀，肝肾亏虚，血瘀气滞，双下肢僵硬，走路不稳，胸部束带感，符合胸椎骨内高压症的发病过程。

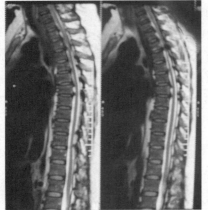

图 5-2-2　MRI 胸椎矢状位 T2FSE（S）图 2

诊断：痹病（中医）；胸椎骨内高压症（西医）。

影像学检查：MRI（图 5-2-2）。

治则：放血息风，疏通筋脉。

治法：钩活骨减压术。

选穴：T_4 椎弓根钩活骨减压穴。

针具：一次性使用钩活术钩錾针刺探针（GJ-04）。

操作：行钩活骨减压术常规操作。成功抽吸 12mL 骨髓（图 5-2-3、图 5-2-4）。

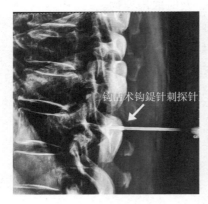

图 5-2-3　C 型臂透视下行椎弓根钩活骨减压术图 1

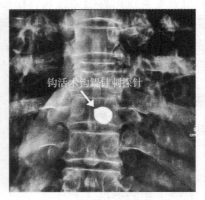

图 5-2-4　C 型臂透视下行椎弓根钩活骨减压术图 2

给予 30min 钩活术治疗，患者背痛消失，双下肢僵硬稍好转，下肢稳定性增加，胸部束带感无缓解。

二诊：2020 年 3 月 14 日，患者背痛消失，双下肢僵硬明显好转，胸部束带感无缓解，小便频数无改善。VAS 评分好转 50%。

治法：钩活骨减压术。

选穴：T₇ 棘突钩活骨减压穴。

针具：一次性使用钩活术钩鍉针刺探针（GJ-04）。

操作：行钩活骨减压术常规操作。成功抽吸 10mL 骨髓（图 5-2-5）。

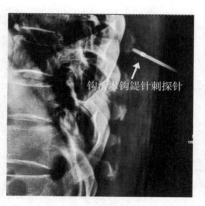

钩活术钩鍉针刺探针

给予 30min 钩活术，患者背痛消失，双下肢僵硬、肌力明显好转，胸部束带感减轻，嘱患者口服中药（疏肝息风）7 天复诊。

三诊：2020 年 3 月 21 日，患者背痛消失，双下肢僵硬明显好转，胸部束带感及双足踩棉感明显减轻，小便功能明显好转。嘱患者口服上诊中药 15 天善后。

图 5-2-5　C 型臂透视下行棘突钩活骨减压术

随访：2021 年 3 月 18 日电话随访，上述症状无反复，饮食佳，二便调。嘱其避风寒，慎劳作，禁恼怒，注意保养。

【按语】此病例系椎体内瘀血，筋脉痹阻，背部经络筋脉阻滞，气血不畅，经络不通，致下肢疼痛，筋脉拘挛，不自主抽动。首先在 T₄ 进行椎弓根钩活骨减压术。由于病程长，累及椎体较多，根据钩活骨减压术的操作规范，第七天进行 T₇ 棘突钩活骨减压术。治疗直达病灶，放血息风，疏通筋脉，故两次治愈。此患者在今后的日常生活中需禁劳累，避风寒，慎劳作，防复发。

第三节　颈椎骨骨内高压症

颈椎位于脊柱之首，承载着人体的高级中枢大脑，而且旋转的幅度最大、功能最多。人体的脊椎骨是由骨细胞所构成的脊柱骨架，当人体颈椎受到超负荷的各种暴力和慢性应力作用时，骨小梁的连续性受到破坏，会发生骨折。骨小梁的间断性骨折和再生，循环往复，继而形成骨外形的变形、碎裂、增生、椎管狭窄等变化，压迫神经、脊髓，出现临床症状，形成颈椎管狭窄症。颈椎骨骨内压力进一步增加，加速颈椎管狭窄的症状的出现，形成恶性循环。钩活骨减压术迅速降低骨内高压，缓解症状，控制病情发展。

骨细胞、骨小梁的退变是椎体退变的基础，椎体退变使骨内应力内环境发生变化，加之颈椎的载荷使内应力急剧增加，骨内应力的增加必然影响脊椎骨血液循环，骨内压力增高既是因脊椎骨退变的一种病理因素，又是致病因素。因此脊椎骨骨内压力的解除是治疗颈椎椎管狭窄的必然手段。

1. 骨内应力

颈椎骨在年幼时期克服各种负荷进行发育生长，生长到一定阶段时依然承载着以往的负荷，甚至有所增加，但颈椎骨的生长已停止，随着年龄的增长进入退变老化阶段。颈椎骨的老化并不能降低其载荷，甚至有增加的趋势，必然增加骨内的应力，骨内应力的增加必然形成骨内高压。骨内高压的早期，颈椎骨的外形没有变化，或椎体的前缘有唇样变，如果载荷应力继续作用，骨内应力必然出现相应的变化，甚至形成椎体的裂隙、增生、变形，即可出现X线摄片的影像变化。研究证明，当骨髓内压力升高，骨内循环血量就减少，可造成骨髓组织缺氧，使骨髓组织肿胀，继而使骨髓内压力继续升高，这种恶性循环现象会加速骨质的退变。这种骨髓内压力升高的释放点是椎弓根、关节突、椎板，钩活术钩活骨减压术选取的钩活骨减压腧穴就是椎弓根和椎板。

2. 血流动力

血流动力即为血液流动的力量，尤其是骨内血流动力更为重要。血流动力受阻必然影响骨内的血液循环，继而造成骨内压的增高和骨质的退变，静脉受阻或动脉受阻的结局便是供血障碍，导致骨代谢障碍等一系列病理变化。钩活骨减压术直接解除骨内的高压，抽吸椎弓根或椎板骨内的骨髓，通过直接减压消除骨内静脉淤滞，压力解除，直接供血，静脉淤滞消除，直接回血，供回结合，血液循环正常，病理状态得到改善。

3. 骨室内压

骨室内压力增高是骨室内瘀血的重要指数，骨细胞损伤学说表明，压力增高使正常骨组织增高骨强度以抵抗外力，骨质退变，骨小梁变形，增高的压力作用于退变骨，一方面产生应力集中导致高压力，另一方面退变骨失去对这种高压力的保护性反应，使骨结构变形甚至产生破坏。最终出现骨外形压扁甚至椎弓根崩裂，使椎体滑脱。血流淤滞又可迫使液体渗出，使髓内压即骨组织内压增大，骨承载力反而降低，最后必然使椎管逐渐变窄，压迫症状加重。钩活骨减压术在最合适的位置即椎弓根或椎板解除骨内高压，使血流淤滞解除，液体渗出减少，静脉回流畅通，炎性物质代谢吸收，将恶性循环状态转变为良性循环状态。压迫症状得到缓解，退变的速度得到控制。

颈椎椎管狭窄症是指由于椎体退变等多种原因导致颈椎椎骨大孔、椎弓下椎间孔狭窄，压迫神经、脊髓、血管等，产生四肢功能障碍和相应体征的一组症候群。本病早期可能没有临床症状，随着年龄增长，疾病在悄无声息中加重或阶段性发作，在某种原因的诱发下，会突然发病，如出现颈痛、单侧上肢或双侧上肢无力，持筷易脱落，或走路不稳、有踩棉感，甚至瘫痪、大小便功能障碍。中医古籍中并无颈椎椎管狭窄症的直接记载，本病属于中医学"颈肩痛""痹证""痿证"范畴。如《素问·长刺节论》说："病在骨，骨重不可举，骨髓酸痛，寒气至，名骨痹。"还有《圣济总录》中的"髋骨痹"，《素问·痿论》中的"骨痿"等。中医疗法及西医手术治疗本病都有一定疗效，本章节重点介绍钩活骨减压术通过降低骨内压力和骨表张力，改善由颈椎椎管狭窄症引起的静息痛，控制脊柱退变狭窄的发展速度。

一、适应证

1. 适应期

症状发作期（实证、虚实夹杂证）。

2. 适应证

颈椎椎管狭窄症以顽固性颈痛、静息痛、夜间痛、功能障碍为主要症状者。

3. 金标准

颈椎骨内高压症。

二、禁忌证

颈椎骨结核、骨肿瘤、椎体血管瘤、肺肿瘤、胸膜炎、血液病、心脑血管病急性期、急慢性感染性疾病、各种代谢紊乱综合征、脏器功能衰竭、血常见异常或发热者、局部皮温增高、糖尿病患者血糖控制不良者等。

三、术前检查

1. 血尿常规。

2. 红细胞沉降率（ESR）。

3. 凝血四项检查。

4. 血清尿酸测定（UA）。

5. C 反应蛋白测定（CRP）。

6. 抗链球菌溶血素"O"测定（ASO）。

7. 类风湿因子与凝集试验（RF）。

8. 血清钾测定。

9. 肺部 CT 检查。

10. 颈椎 X 线摄片、CT、MRI、骨密度。

四、施术标准

1. 病史

颈椎病、颈椎椎管狭窄症、颈椎骨质增生症病史，保守治疗效果不理想，或有钩活术软组织治疗史。

2. 症状

颈肩部关节或上肢顽固性疼痛、静息痛、夜间痛，影响睡眠。

3. 体征

颈椎棘突上、棘突旁深压痛。

4. 影像

X 线摄片、CT、MRI 显示颈椎退变、狭窄、增生、颈髓变性等；TMT 显示相关区域温度异常。

5. 排除其他疾病

综合分析，排除其他疾病。

五、施术过程

选择合适体位，一般情况为俯卧胸位（图5-3-1），遵照钩活骨减压术的施术标准。操作流程：

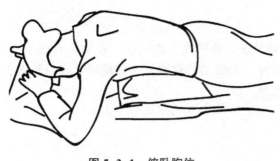

图5-3-1 俯卧胸位

1. 确定钩活骨减压术的颈椎骨骨减压穴，做好标记。

2. 常规消毒，行无菌操作。

3. 用1%盐酸利多卡因3mL行局部麻醉。

4. 将一次性使用钩活术钩鍉针刺探针垂直穿过皮肤，左右15°旋转进入皮下组织，慢慢深达骨面，钻骨，针头进入骨松质。

5. 退出直锥针，留置套管针，吻合无菌注射器，抽吸骨髓2～18mL。

6. 退针，行无菌包扎，加压封口防渗。

7. 留观15min，回病房。

六、穴序与疗程

1. 减压穴序为椎弓根、椎板、棘突，只能单侧、单穴减压。

2. 同一椎体治疗3次一个疗程，两次治疗间隔7～14天，不同椎体间隔4～7天，同一椎体的同一腧穴治疗间隔3个月。6个月内治疗不超过2节椎体。一次治疗症状好转≥75%时，可暂不做第二次钩活骨减压术。

七、注意事项

1. 使用前检查一次性使用钩活术钩鍉针刺探针有无破损、失效。

2. 严格实施无菌操作，防止感染，灵活操作，不能用蛮力。

3. 钻骨的角度与骨面垂直，不能追求落空感，达到深度即可。

4. 操作时注意柄向、钩翼向与肌纤维、神经的走向一致。

5. 钻骨时旋转度左右15°角，力量柔和，不能单方向旋转。

6. 钩翼是钻骨深度的标尺，用力过猛，钩翼进入骨松质，造成钩翼松动脱落事故。

7. 退针时反向用力要协调，首先将针退出骨质，再退出软组织。

8. 术后的局部按压不少于5min，将患者移出治疗室后用3kg沙袋压迫，不少于15min。

9. 如损伤神经、脊髓、血管等，及时抢救。

八、预防

1. 术前抗凝治疗其他疾病者，凝血功能必须正常，注意术中出血。

2. 术中如果损伤脊髓、神经，停止操作，及时进行处理。

3. 术中用力不当，致钩翼进入骨松质，及时取出异物。

4. 术后常规使用抗聚或抗凝剂 3 ～ 5 天，预防术后肺栓塞。

5. 术后可使用抗生素 3 ～ 5 天，防术后感染。

6. 术后颈椎骨慎负重，禁牵引。

九、病案举例

四肢痛麻，无法行走

都某，男，55 岁，河北石家庄人，自由职业者。

初诊：2020 年 2 月 7 日。

主诉：颈痛，双下肢僵硬 6 个月，加重 20 天。

现病史：两年前患者遭遇车祸外伤，当时意识消失，醒后自觉全身不适，经休息调养，症状逐渐消失。6 个月前因受凉逐渐出现颈痛、双下肢麻木、笨拙、僵硬，近 20 天夜晚自发痛，无法行走，二便尚可。15 天前行两次钩活术治疗，效果不明显。

检查：痉挛步态，C_6 棘上深压痛，$C_{5、6}$ 椎旁深压痛，双手握力 II 级，双下肢肌张力增高，感觉正常，双膝、跟腱反射稍亢进，双手霍氏征（＋），巴宾斯基征（＋），心肺腹未见异常，血压 120/80mmHg。舌质紫黯，舌边有瘀斑，脉细涩。

辅助检查：血常规、尿常规、心电图检查无异常。

X 线摄片：颈椎顺列尚整齐，生理前凸平直，各椎间隙未见明显变窄，左右两侧 $C_3 \sim C_4$、$C_5 \sim C_6$、$C_6 \sim C_7$ 椎间孔狭窄变小。椎小关节可见双边双凸征。C_5、C_6、C_7 椎体缘唇样变，项后软组织内可见斑点状钙化影（图 5-3-2、图 5-3-3、图 5-3-4）。

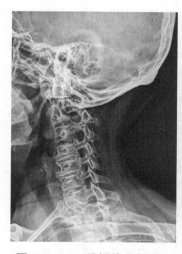 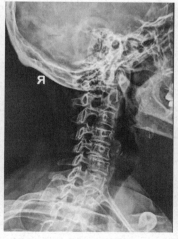 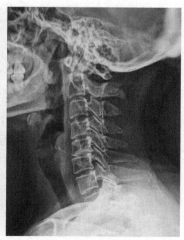

图 5-3-2　X 线摄片左斜位片　　图 5-3-3　X 线摄片右斜位片　　图 5-3-4　X 线摄片颈椎侧位片

MRI：颈椎曲度变直，诸椎体无滑脱，椎间隙等宽，诸椎体及脊髓内未见异常信号，$C_6 \sim C_7$椎间盘局限性向后方凸出，椎体轻度压缩，脊髓受压变细，软组织未见异常（图5-3-5）。

印象：颈椎椎管狭窄症。

分析：患者为青壮年男性，有外伤史发病。外伤导致瘀血，日久形成骨内高压。颈痛夜间加重，无法行走，符合外伤后的颈椎椎管狭窄症和颈椎骨内高压症。

诊断：项痹病（中医）；颈椎管狭窄症、颈椎骨内高压症（西医）。

治则：放血化瘀，疏通经络。

治法：钩活骨减压术。

选穴：C_6椎弓根钩活骨减压穴。

针具：一次性使用钩活术钩鍉针刺探针（GJ-04）。

操作：行钩活骨减压术常规操作。成功抽吸8mL骨髓（图5-3-6）。

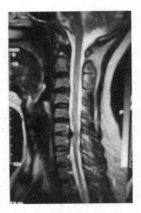
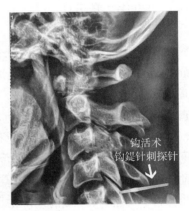

钩活术
钩鍉针刺探针

图5-3-5　MRI颈椎矢状位T2 FSE（S）片　　**图5-3-6　C型臂透视下行椎弓根钩活骨减压术**

给予30min钩活骨减压术，患者双下肢疼痛明显好转。

二诊：2020年2月14日，患者自述颈痛明显好转，VAS评分好转60%。

治法：钩活骨减压术。

选穴：C_6棘突钩活骨减压穴。

针具：一次性使用钩活术钩鍉针刺探针（GJ-04）。

操作：行钩活骨减压术常规操作。成功抽吸10mL骨髓。

给予30min钩活骨减压术，患者颈痛、双下肢僵硬无力进一步好转。嘱患者口服中药（活血化瘀、疏通经脉药物），7天复诊。

三诊：2020年2月21日，患者上述症状明显好转，嘱患者口服中药（活血化瘀、疏通经脉药物）调理。

随访：2021年3月6日电话随访，上述症状无反复。患者饮食佳，二便调。嘱其避风寒，慎劳作，防复发。

【按语】此病例系跌仆闪挫致暴力瘀血，阻滞经络气血，痛有定处，夜间加重，麻疼无力。钩活骨减压术直接减压，放血化瘀，疏通经络。由于骨内压力较大，一次钩活骨减压术好转 60% 左右，按照钩活骨减压术的操作规范，进行了第二次钩活骨减压术，取得满意的疗效。此患者在今后的日常生活中需避风寒，慎劳作，禁外伤，防复发。

第四节　强直性脊柱炎脊椎骨骨内高压症

强直性脊柱炎（ankylsingspon-dylitis，AS）是以中轴关节慢性炎症为主的、原因不明的全身性疾病。其特点为几乎累及全部骶髂关节，常发生椎间盘纤维环及其附近韧带钙化和骨性强直。病损以躯干关节为主，也可波及近躯干的髋关节，但很少波及四肢小关节。

外因为风寒湿邪侵袭、湿热之邪浸淫、痰浊瘀血阻络；内因为先天不足，肾虚为本，肾虚筋骨失养；正虚复感风、寒、湿等外邪，内外合邪，阳气不化，邪气内盛，影响筋骨的荣养淖泽而致脊柱佝偻。病久则化生痰、瘀、热、毒，致使虚实错杂，寒热相兼，缠绵难愈。痰浊为有形病理产物，痰浊之邪致气血津液运行失常。痰浊内生，流于经络，伏于督脉，则发龟背；流于骨节筋脉，阻滞气血流通，不通则痛。风寒湿热之邪日久聚而为痰，痰留于百节，阻于经络，湿毒痰瘀互结，导致筋骨经络痹阻，气血运行不畅；外邪久滞不散，痰浊之邪未能及时祛散，附着于筋骨关节，流注于膜原、经络，伏于督脉，如与外邪互结，外搏肌肉、筋经，内侵骨髓，则使人肢体发麻，不得屈伸；气血津液凝滞，痰浊内阻，骨节壅滞则屈伸不利、僵直弯曲而成本病。强直性脊柱炎除累及关节外，尚可侵犯全身多个系统，其关节外表现如虹膜炎，心、肺、肾、前列腺、神经和肌肉受累等。《景岳全书·风痹》提到感受风邪可致血气闭郁，感受寒邪可致血气凝滞，感受热邪可致血气干涸，感受湿邪可使血气壅滞，均是指外邪入侵致瘀。外伤，诸如跌打损伤、闪挫扭伤、坠落等，损及腰背，瘀血内停，如不能及时消散或排出体外，将阻滞经脉，致气血运行不畅，经络痹阻，骨节壅滞则屈伸不利、僵直弯曲而成本病。

强直性脊柱炎的基本病理为关节滑膜部位原发性、慢性、血管翳破坏性炎症，韧带附着端病（滑膜增殖肥厚、肉芽组织增生）属其继发性、修复性病变。关节和关节旁组织、韧带、椎间盘和环状纤维组织有明显钙化趋势，周围关节一般不发生侵蚀性和畸形改变。由于脊柱小关节炎症刺激，滑膜肥厚、肉芽增生，必然造成椎体骨室内压力增高，血运障碍，瘀血形成。骨细胞损伤学说表明，增高的压力作用于骨表面，一方面产生应力集中，导致高压力，另一方面脊椎骨失去对这种高压力的保护性反应，使骨内压力增高。强直性脊柱炎的发作使脊柱骨骨内压力进一步增加，加速强直性脊柱炎的症状，导致恶性循环。钩活骨减压术迅速降低骨内高压，缓解症状，控制病情发展。

钩活骨减压术在最合适的位置即椎弓根的最敏感处解除骨内压力，使血流淤滞解除，液体渗出减少，静脉回流畅通，炎性物质代谢吸收，将恶性循环状态转变为良性循环状态。压迫症状得到缓解，强直性脊柱炎的僵硬疼痛得到控制。

本病属于中医"腰背痛"及"痹证"范畴，尤其与"骨痹""肾痹""督脉病"相类似。《素问·长刺节论》谓："病在骨，骨重不可举，骨髓酸痛，寒气至，名曰骨痹。"《素问·痹论》中还描述了肾痹"尻以代踵，脊以代头"等，与强直性脊柱炎的症状十分相似。

强直性脊柱炎是比较复杂的疾病，钩活术联合钩活骨减压术治疗强直性脊柱炎可收到良好的临床疗效。

一、适应证

1. 适应期
强直性脊柱炎的发作期（实证、虚实夹杂证）。

2. 适应证
强直性脊柱炎引起颈背腰臀部的静息痛、夜间痛、顽固痛、痛有定处或固定不移。

3. 金标准
脊椎骨内高压症。

二、禁忌证

脊柱结核、骨质疏松症、骨肿瘤、椎体血管瘤、肺肿瘤、血液病、心脑血管病急性期、急慢性感染性疾病、各种代谢紊乱综合征、脏器功能衰竭、血常规异常或发热者、局部皮温增高、糖尿病患者血糖控制不良者等。

三、术前检查

1. 血尿常规。

2. 红细胞沉降率（ESR）。

3. 凝血四项检查。

4. 血清尿酸测定（UA）。

5. C反应蛋白测定（CRP）。

6. 抗链球菌溶血素"O"测定（ASO）。

7. 类风湿因子与凝集试验（RF）。

8. 血清钾测定。

9. 脊柱、骨盆X线摄片或CT、MRI。

四、施术标准

1. 病史
强直性脊柱炎用其他方法疗效不佳。

2. 症状

脊柱强直，夜晚静息痛，晨僵，重则无法起身等。

3. 体征

脊柱强直板硬，功能受限，变形侧弯，重则弯腰驼背，椎旁深压痛或有痛敏点，骶髂关节压痛，骨盆挤压试验（＋），骨盆分离试验（＋），斜扳试验（＋），枕－墙距逐渐增加，胸廓活动度逐渐减小，Schober 试验（＋）。

4. 影像

X 线摄片、骶髂关节 CT 符合强直性脊柱炎的表现。

5. 排除其他疾病

综合分析，排除其他疾病。

五、施术过程

选择合适体位，一般情况为俯卧胸位（图 5-4-1），遵照钩活骨减压术的施术标准。

操作流程：

1. 确定钩活骨减压术的强直性脊柱炎骨减压穴，做好标记。

2. 常规消毒，行无菌操作。

3. 用 1% 盐酸利多卡因 3mL 行局部麻醉。

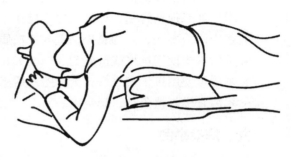

图 5-4-1　俯卧胸位

4. 将一次性使用钩活术钩鍉针刺探针垂直穿过皮肤，左右 15° 旋转进入皮下组织，慢慢深达骨面，钻骨，针头进入骨松质。

5. 退出直锥针，留置套管针，吻合无菌注射器，抽吸骨髓 2 ～ 18mL。

6. 退针，无菌包扎，加压封口防渗。

7. 留观 15min，回病房。

六、穴序与疗程

1. 减压穴序为椎弓根、椎板、棘突，只能单侧、单穴减压。

2. 同一椎骨治疗 3 次为一个疗程，两次治疗间隔 7 ～ 14 天，不同椎骨治疗间隔 4 ～ 7 天，同一椎骨的同一腧穴治疗间隔 3 个月。6 个月内治疗不超过两节椎骨。一次治疗症状好转 ≥ 75% 时，可暂不做第二次钩活骨减压术。

七、注意事项

1. 使用前检查一次性使用钩活术钩鍉针刺探针有无破损、失效。

2. 严格实施无菌操作，防止感染，灵活操作，不能用蛮力。

3.钻骨的角度与骨面垂直，不能追求落空感，达到深度即可。

4.操作时注意柄向、钩翼向与肌纤维、神经的走向一致。

5.钻骨时旋转度左右 15° 角，力量柔和，不能单方向旋转。

6.钩翼是钻骨深度的标尺，用力过猛，致钩翼进入骨松质，造成钩翼松动脱落事故。

7.退针时反向用力要协调，首先退出骨质，再退出软组织。

8.术后的局部按压不少于 5min，将患者移出治疗室后，用 3 kg 沙袋压迫，不少于 15min。

9.如损伤神经、血管、硬膜囊等，及时抢救。

八、预防

1.术前抗凝治疗其他病的患者，凝血功能必须正常，注意术中出血。

2.术中如果损伤脊髓、神经，停止操作，及时进行处理。

3.术中用力不当，致钩翼松动进入骨松质，及时取出异物。

4.术后常规使用抗聚或抗凝剂 3 ～ 5 天，预防术后肺栓塞。

5.术后可使用抗生素 3 ～ 5 天，防术后感染。

6.术后脊椎骨慎负重，禁牵引。

九、病案举例

瘀阻脊背，腰骶疼痛

时某，男，32 岁，河北石家庄人，自由职业者。

初诊：2021 年 1 月 7 日。

主诉：腰骶部疼痛、僵硬 3 年，加重 2 个月。

现病史：3 年前患者被确诊为强直性脊柱炎，继而腰骶部隐痛不适，时有膝痛及足跟痛，固定姿势和休息后加重，晨僵，活动后减轻，2 个月前骑车跌倒后致腰骶部疼痛加重，影响睡眠，夜晚痛醒，起来活动后再入睡。饮食二便尚可，口服"双氯芬酸钠"维持。

检查：腰椎板硬，左侧 L_4 椎旁深压痛，骶髂关节压痛，骨盆挤压试验（＋），骨盆分离试验（＋），斜扳试验（＋），枕 – 墙距 5cm，胸廓活动度 5cm，Schober 试验（＋），心肺腹未见异常，血压 120/80mmHg。舌淡，苔薄白，脉弦。

辅助检查：血常规、尿常规、心电图、血糖检查无异常。体温正常，ASO（－），RF（－），ESR 增快，C 反应蛋白升高，人类的细胞抗原 B27（HLA–B_{27}）（＋）。

X 线摄片：腰椎侧弯，曲度欠佳，诸节段竹节样改变；骶髂关节、髋关节高度融合，符合强直性脊柱炎的影像改变（图 5-4-2、图 5-4-3、图 5-4-4、图 5-4-5、图 5-4-6）。

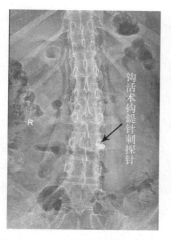
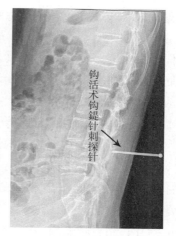

图 5-4-2　X 线摄片腰椎正位片　图 5-4-3　X 线摄片腰椎侧位片

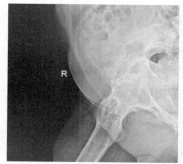
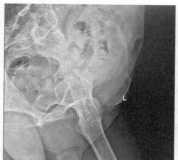
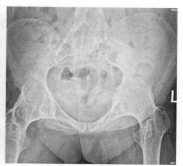

图 5-4-4　X 线摄片右髋侧位片　图 5-4-5　X 线摄片左髋侧位片　图 5-4-6　X 线摄片双髋正位片

CT 表现：双侧骶髂关节间隙可，髂骨关节面可见多发虫蚀样破坏，伴有硬化，周围软组织未见明显肿胀（图 5-4-7、图 5-4-8）。

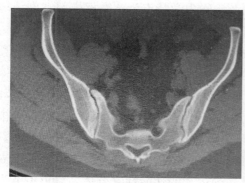
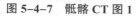
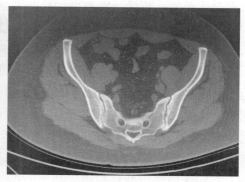

图 5-4-7　骶髂 CT 图 1　　　　图 5-4-8　骶髂 CT 图 2

印象：强直性脊柱炎。

分析：患者为 32 岁的男性，强直性脊柱炎确诊 3 年，有家族遗传史。外伤后腰骶疼痛加重，痛处固定，夜晚加重，影响睡眠，符合瘀阻脊背（腰骶）的腰椎骨内高压症发病过程。

诊断：大偻（中医）；强直性脊柱炎（西医）。

治则：舒筋活络，抽瘀止痛。

治法：钩活术 + 钩活骨减压术。

选穴：① L_1 穴、L_2 穴、L_3 穴（新夹脊穴）。② 左侧 L_4 椎弓根钩活骨减压穴。

针具：① 一次性使用钩活术钩鍉针钩针（JL-03、WL-04）。② 一次性使用钩活术钩鍉针刺探针（GJ-02）。

操作：① 行钩活术常规操作，完成三单透手法。② 行钩活骨减压术常规操作，成功抽吸 10mL 骨髓。

给予 30min 治疗，患者腰骶部轻松。

二诊：2021 年 1 月 14 日，患者腰骶部疼痛、晨僵较治疗前明显好转，口服中药调理。

随访：2022 年 1 月 14 日电话随访，上述症状无反复。患者劳累后偶有不适。嘱其避风寒，慎劳作，注意保养。

【按语】此病例系强直性脊柱炎，外伤瘀血侵袭经络，气血不畅，经络不通。腰骶部筋脉受阻，经络不通，不通则僵，不通则痛，选取新夹脊 L_1 穴、L_2 穴、L_3 穴组合，3 组新夹脊穴单软透穴手法加三单透手法，联合 L_4 椎弓根钩活骨减压术抽髓排瘀，旨在舒筋活络，抽瘀止痛，通督利脊。

第五节　枢椎骨内高压症

顽固性眩晕与寰枢关节的结构有极大关系，因为顽固性眩晕直接与脑供血有关，基底动脉由椎动脉形成，小脑由基 - 底动脉供血，供血不畅必然头晕，供血持续无法改善则形成顽固性眩晕。寰枢椎的功能解剖及生物力学特点为：寰枢椎部解剖结构复杂，具有与一般颈椎不同的解剖学特征。寰椎无椎体及切迹，亦无棘突和关节突，由前后弓和两侧块组成，呈环状，两侧的上关节突与枕骨髁关节面形成寰枕关节。寰椎前、后弓较细，与侧块相连处更脆弱，此处易发生骨折，更易老化退变。枢椎椎体下部与一般颈椎几乎相同，上部椎体向上伸出齿状突，齿状突前后各有一卵圆形关节面，分别与寰椎前面及寰椎横韧带相连。脊髓和齿状突各约占寰椎矢状径 1/3，因此寰椎与齿状突有约 1/3 间隙尚可允许一些病理性移位，但若移位＞ 10mm，易致脊髓损伤。寰椎椎弓根短而粗，相对薄弱，杠杆作用大，易发生骨折。寰枕关节、寰枢关节及周围韧带的共同作用是维持颈椎稳定和完成颈椎多种运动的功能性复合体。寰枢关节为复合关节，包括两侧的寰枢外侧关节和中央的寰齿前关节、寰齿后关节。韧带包括寰枢前膜、寰枢后膜、覆膜、寰枢横韧带和翼状韧带及齿状突韧带。寰椎在颈椎中活动度最大，也最不稳定，寰椎以齿状突为中心在枢椎上做车轮样旋转。椎动脉大多数起源于锁骨下动脉而少数可由主动脉发出，在 $C_{1\sim6}$ 横突孔中上升，从后绕过寰椎，经枕骨大孔入颅，在颅内椎动脉位于延髓下部腹侧表面，两根椎动脉在脑桥尾侧汇成基底动脉。寰齿间距（寰椎前弓结节后缘中点至齿状突前缘距离）成人 ≤ 3mm，儿童 ≤ 4～5mm，超过此值应疑有寰枢椎不稳。头颅的载荷及外力通过枕寰关节传递于寰椎，寰椎接受载荷直接通过寰枢关节传递于枢椎，枢椎用于吸收应力和剪应力，并进行部分传导。当人体头颅受到超负荷的各种暴力或持续应力作用时，枢椎骨骨架的连续性受到破坏，导致枢椎退变。慢性持续或间断异常应力的作用，枢椎就会失稳、变形，形成骨内高压等。框架骨内压力的增加必然影响框架骨血液循环，骨内压力的增加既是病理因素又是致病因素，必然影响小脑供血系统，所以在枕寰、寰枢、基底动脉供血系统中，枢椎承载较大载荷而易形成骨内高压症。解除枢椎骨内高压是治疗因枕寰、寰枢、基底动脉造成的顽固性眩晕之必然手段。

1.寰枢关节间隙变窄或不等宽

在枕寰、寰枢、基－底动脉引起的顽固性眩晕的早期，头晕症状并不明显，由于枕寰、寰枢、基底动脉之间的异常应力持续作用，在影像学中发现寰枢关节间隙变窄（图 5-5-1），这是枕寰、寰枢、基底动脉系统中压应力的表现。实验证明，当骨髓内压力升高，骨内循环血量就减少，骨内循环量减少则可造成骨髓组织缺氧，缺氧则又使骨髓组织肿胀，肿胀又使骨髓内压力继续升高，这

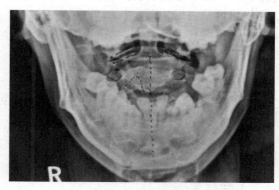

图 5-5-1　X 线摄片颈椎开口位

种恶性循环现象会导致枢椎退变而影响枕寰、寰枢、基底动脉的供血。骨髓内压力升高的释放点是枢椎的棘突，钩活骨减压术选取的减压点就是枢椎的棘突。

2.寰齿关节间隙变窄或不等宽

如果枕寰、寰枢、基底动脉的压应力继续作用，进而形成寰齿关节间隙变窄或不等宽。这种现象进一步破坏了枕寰、寰枢、基底动脉的稳定性和生理性，其最后结局为不但骨内循环障碍、骨内压力增高、骨皮质张力增加，而且进一步加剧枕寰、寰枢、基底动脉生理性供血，导致顽固性眩晕等一系列病理变化。钩活骨减压术直接解除枢椎骨内的压力，抽吸骨内的骨髓，直接减压，消除骨内静脉淤滞，压力解除，直接供血，静脉淤滞消除，直接回血，供回结合，血液循环正常，枕寰、寰枢、基底动脉功能得到改善，顽固性眩晕得到控制和治疗。

3.枢椎棘突齿突不同垂线

异常应力持续作用于枕寰、寰枢、基底动脉，必然造成枢椎压力增高，进而形成枢椎棘突齿突不同垂线，骨细胞损伤学说表明，压力增高使正常骨组织增高骨强度以抵抗外力，必然形成内压增高、骨质退变、抗应力下降、稳定性降低、头晕加重。血

流淤滞又可迫使液体渗出，使髓内压即骨组织内压增大，最后必然使枕寰、寰枢、基底动脉协调性降低，加重头晕症状。眩晕发作使枢椎骨内压力进一步增加，枢椎骨内压力增高，加速眩晕症状的出现，形成恶性循环。钩活骨减压术迅速降低骨内高压，缓解症状，控制病情发展。

钩活骨减压术在枢椎棘突最适合的位置解除骨内的压力，使血流淤滞解除，液体渗出减少，静脉回流畅通，炎性物质代谢吸收，将恶性循环状态转变为良性循环状态，头晕好转。

枕寰、寰枢、基底动脉协调性降低，枢椎骨内高压形成顽固性眩晕。随着病情的发展，头晕症状加重，出现无法行走、视物旋转、频繁呕吐、小脑萎缩、瘫痪在床。在钩活术系列丛书《中华钩活术治疗脊柱骨关节病及脊椎管狭窄症》第二章中，对寰枢关节紊乱综合征有明确的命名，文章主要阐述对软组织的治疗。本章节阐述通过枢椎棘突骨减压治疗疾病的过程。中医古籍中已有"眩晕"的记载，中医学中又有"骨错缝""筋痹""筋出槽"等记载。

一、适应证

1. 适应期
中重度眩晕的发作期（实证、虚实夹杂证）。

2. 适应证
寰枢关节紊乱引起的顽固性头晕目眩、恶心欲呕，重则天旋地转、频频呕吐、无法起床、闭目静卧等症状。

3. 金标准
枢椎骨内高压症。

二、禁忌证

颈椎骨结核、骨肿瘤、椎体血管瘤、肺肿瘤、枢椎畸形、血液病、心脑血管病急性期、急慢性感染性疾病、各种代谢紊乱综合征、脏器功能衰竭、血常规异常或发热者、局部皮温增高、糖尿病患者血糖控制不良者等。

三、术前检查

1. 血尿常规。

2. 红细胞沉降率（ESR）。

3. 凝血四项检查。

4. 血清尿酸测定（UA）。

5. C反应蛋白测定（CRP）。

6. 抗链球菌溶血素"O"测定（ASO）。

7. 类风湿因子与凝集试验（RF）。

8. 血清钾测定。

9. 头颅 CT。

10. 寰枢关节 X 线，或 CT、MRI。

四、施术标准

1. 病史

顽固性眩晕保守治疗效果不佳，或有钩活术软组织治疗史。

2. 症状

头晕目眩、恶心欲呕、重则无法起身等。

3. 体征

枢椎棘突叩击痛，椎旁痛觉敏感，双风池穴、风府穴按压试验阳性。

4. 影像

X 线摄片或 CT 显示寰枢关节紊乱。

5. 排除其他疾病

综合分析，排除其他疾病。

五、施术过程

选择合适体位，一般情况为俯卧胸位（图 5-5-2），遵照钩活骨减压术的施术标准。

操作流程：

1. 确定钩活骨减压术的枢椎棘突骨减压穴，做好标记。

2. 常规消毒，行无菌操作。

3. 用 1% 盐酸利多卡因 3mL 行局部麻醉。

4. 将一次性使用钩活术钩鍉针刺探针垂直穿过皮肤，左右 15° 旋转进入皮下组织，慢慢深达骨面，钻骨，针头进入骨松质。

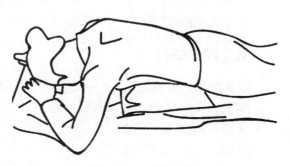

图 5-5-2 俯卧胸位

5. 退出直锥针，留置套管针，吻合无菌注射器，抽吸骨髓 2 ～ 18mL。

6. 退针，无菌包扎，加压封口防渗。

7. 留观 15min，回病房。

六、疗程

治疗一次为一个疗程，两个疗程间隔 3 个月。一次治疗症状好转 ≥ 75% 时，可暂不做第二次钩活骨减压术。

七、注意事项

1. 使用前检查一次性使用钩活术钩鍉针刺探针有无破损、失效。

2. 严格实施无菌操作，防止感染，灵活操作，不能用蛮力。

3. 钻骨的角度与骨面垂直，不能追求落空感，达到深度即可。

4. 操作时注意柄向、钩翼向与肌纤维、神经的走向一致。

5. 钻骨时旋转度左右15°角，力量柔和，不能单方向旋转。

6. 钩翼是钻骨深度的标尺，用力过猛，致钩翼进入骨松质，可造成钩翼松动脱落事故。

7. 退针时反向用力要协调，首先将针退出骨质，再退出软组织。

8. 术后的局部按压不少于5min，将患者移出治疗室后用3kg沙袋压迫，不少于15min。

9. 严防损伤骨骼、神经、血管、延髓，如有损伤，及时抢救。

八、预防

1. 术前抗凝治疗其他疾病的患者，凝血功能必须正常，注意术中出血。

2. 术中如果损伤脊髓、神经，停止操作，及时进行处理。

3. 术中用力不当，致钩翼松动，进入骨松质，及时取出异物。

4. 术后常规使用抗聚或抗凝剂3～5天，预防术后肺栓塞。

5. 术后可使用抗生素3～5天，防术后感染。

6. 术后枢椎骨慎负重，禁牵引。

九、病案举例

顽固眩晕，影响生活

廖某，女，49岁，北京石景山人。

初诊：2020年5月25日。

主诉：眩晕20年，加重1年。

现病史：患者头目眩晕，间断性发作20年，多种治疗方法效果不佳，且病情渐行性加重。近一年眩晕加重，时时呕吐，走路不稳，影响生活，身体逐渐消瘦。经推拿、针灸等多种方法治疗无好转。

检查：头部固定姿势，双风池穴、风府穴按压试验阳性，枢椎棘突压痛。舌暗红，脉弦紧。

辅助检查：血常规、尿常规、心电图无异常。

X线摄片：颈椎侧弯畸形。生理曲度轻度反弓，枢椎齿状突与寰椎两侧侧块间距不等宽，右侧间隙增大。所见椎体骨质未见破坏征象（图5-5-3、图5-5-4）。

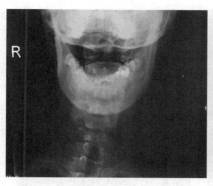
图 5-5-3　X 线摄片颈椎正位片

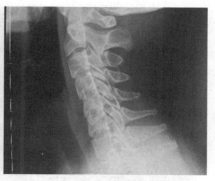
图 5-5-4　X 线摄片颈椎侧位片

CT：寰枢关节间隙两侧不对称，左窄右宽。骨性椎管不窄，硬膜囊无受压（图 5-5-5、图 5-5-6）。

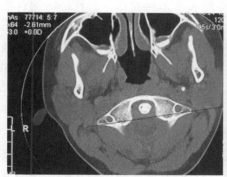
图 5-5-5　CT 寰枢椎冠状位图 1

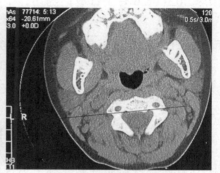
图 5-5-6　CT 寰枢椎冠状位图 2

印象：寰枢关节紊乱综合征。

分析：患者为中年女性，平素体质瘦弱，发黄稀疏，是先天不足，肝血不足。患者长期伏案工作，颈椎病间断发作 20 年，久病生瘀，瘀血内停，供血受阻而头晕，符合枢椎骨内高压症引发的眩晕。

诊断：眩晕病（中医）；枢椎骨内高压症（西医）。

治则：放血排瘀，通络定眩。

治法：钩活骨减压术。

选穴：枢椎棘突钩活骨减压穴。

针具：一次性使用钩活术钩鍉针刺探针（GJ-04）。

操作：行钩活骨减压术常规操作。成功抽吸 6mL 骨髓（图 5-5-7、图 5-5-8）。

给予 30min 钩活骨减压术治疗，患者头晕、头枕部疼痛明显好转，颈部活动受限好转。嘱其注意休息，10 日后复诊。

二诊：2020 年 6 月 1 日复诊，患者头晕、头枕部疼痛、活动受限明显好转。嘱其注意休息。嘱其保持颈部良好体位，增强体育锻炼。

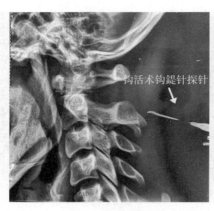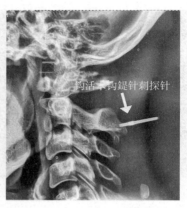

图 5-5-7　C 型臂透视下行枢椎　　　图 5-5-8　C 型臂透视下行枢椎
钩活骨减压术图 1　　　　　　　　钩活骨减压术图 2

随访：2021 年 6 月 1 日电话随访，半年间头晕未再发作，头枕部活动自如，无其他不适。

【按语】此病例系枢椎骨内瘀血，经络闭阻，引发眩晕，枢椎棘突钩活骨减压术直达病灶，放血通络，故一次治愈。此患者在今后的日常生活中需避风寒，慎劳作，强体质，防复发。由此可知，眩晕的原因有三，即无虚不作眩，无痰不作眩，无瘀不作眩。

附：耳鸣耳聋

耳鸣耳聋未发现器质性病变称之为神经性耳鸣耳聋。神经性耳鸣耳聋为退变性表现，比如与颈椎的退变有关，与大脑、小脑退变有关等，与乳突骨的退变有关。乳突，解剖学名词，是从颞骨乳突部的底面突出的圆锥形突出部，体表可以触及，位于外耳道的后面和茎突的外面。颞骨乳突部为颞骨的组成之一，位于颞骨的后部。颞骨乳突部内的许多含气小腔隙，称为乳突气房（或称乳突小房）。乳突气房通过鼓窦（或称乳突窦）与中耳鼓室腔相通。乳突的一个重要作用就是作为多个肌肉的附着点。外面有枕肌及耳后肌附着，外下方有胸锁乳突肌、头夹肌、头最长肌附着。因男性的肌肉拉动有力，促进乳突发育，故多数男性的乳突要比女性大。乳突内部含有许多含气小腔隙，具有减轻颅骨重量的作用，其最大作用为缓冲中耳内气体压力和内耳道骨性结构的骨内压力。前庭和耳蜗被内耳道骨性结构紧密包绕，听神经亦从此骨性结构中穿行，所以当内耳道骨性结构因退变产生异常压力甚至变形时，刺激前庭和耳蜗听神经，会导致耳聋、耳鸣等听觉障碍。由于耳后乳突的生理结构，内耳道骨性结构的异常压力会沿着颞骨释放在耳后乳突处，当经耳后乳突解除或释放骨内异常压力时，会使内耳道骨性结构的骨内异常压力得到释放或解除。由于内耳道骨性结构难以直接干预，所以耳后乳突骨内压力的解除是治疗耳鸣耳聋的必然手段。耳鸣耳聋使枢椎骨内压力进一步增加，枢椎骨内压力的增高，加速耳聋耳鸣的症状，形成恶性循环。钩活骨减压术可迅速降低骨内高压，缓解症状，控制病情发展。

这种乳突骨骨内压力升高的释放点是乳突骨最高点，钩活骨减压术选取的减压点就是乳突骨的最高点，靶点明确。

耳鸣耳聋也属于脊柱相关疾病，钩活骨减压术通过在颞骨乳突部减压达到治疗耳鸣耳聋的目的，所以该病没有归入关节病中介绍，而在脊柱病章节中介绍。

本病早期可能没有临床症状，初期临床表现偶尔一过性耳鸣耳聋。随着病情的发展出现持续性发作或间断性加重，重则影响睡眠，借助助听器交流，严重影响中老年人的身心健康。本病属于中医学"耳鸣""暴聋""久聋""脑鸣"范畴。中西医疗法都有一定疗效，但该病依然属于疑难杂症。本章节重点介绍钩活骨减压术治疗耳鸣耳聋。

一、适应证

1. 适应期
突发性耳鸣耳聋或陈旧性耳鸣耳聋的发作期（实证、虚实夹杂证）。

2. 适应证
暴聋或神经性耳鸣耳聋、外伤性耳鸣耳聋，夜间发作或加重。

3. 金标准
乳突骨骨内高压症。

二、禁忌证

颈椎骨结核、乳突骨骨肿瘤、脑肿瘤、椎体血管瘤、急慢性乳突炎、肺肿瘤、血液病、心脑血管病急性期、急慢性感染性疾病、各种代谢紊乱综合征、脏器功能衰竭、血常规异常或发热者、局部皮温增高、糖尿病患者血糖控制不良者等。

三、术前检查

1. 血尿常规。

2. 红细胞沉降率（ESR）。

3. 凝血四项检查。

4. 血清尿酸测定（UA）。

5. C反应蛋白测定（CRP）。

6. 抗链球菌溶血素"O"测定（ASO）。

7. 类风湿因子与凝集试验（RF）。

8. 血清钾测定。

9. 颈椎X线摄片，或乳突骨CT、MRI。

四、施术标准

1. 病史

耳鸣耳聋，保守治疗效果不理想。

2. 症状

突发性耳鸣耳聋，或持续性耳鸣耳聋。

3. 体征

乳突骨压痛，或双侧风池穴、风府穴按压试验阳性。

4. 影像

X 线摄片或 CT 示乳突骨无器质性病变。

5. 排除其他疾病

综合分析，排除其他疾病。

五、施术过程

选择合适体位，一般情况为俯卧胸位（图 5-6-1），遵照钩活骨减压术的施术标准。

操作流程：

1. 确定钩活骨减压术的乳突骨骨减压穴，做好标记。

2. 常规消毒，行无菌操作。

3. 用 1% 盐酸利多卡因 3mL 行局部麻醉。

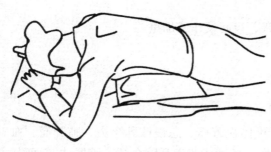

图 5-6-1　俯卧胸位

4. 将一次性使用钩活术钩鍉针刺探针垂直穿过皮肤，左右 15° 旋转进入皮下组织，慢慢深达骨面，钻骨，针头进入气腔。

5. 退出直锥针，留置套管针，吻合无菌注射器，慢慢抽吸 0.5 ～ 2mL 气体。

6. 退针，行无菌包扎，加压封口防渗。

7. 留观 15min，回病房。

六、疗程

治疗一次为一个疗程，两个疗程间隔 3 个月。一次治疗症状好转 ≥ 75% 时，可暂不做第二次钩活骨减压术。

七、注意事项

1. 使用前检查一次性使用钩活术钩鍉针刺探针有无破损、失效。

2. 严格实施无菌操作，防止感染，灵活操作，不能用蛮力。

3. 钻骨的角度与骨面垂直，不能追求落空感，达到深度即可。

4. 操作时注意慢慢抽吸气体，同时密切观察患者听力或头晕耳鸣的反应。

5. 钻骨时旋转度左右 15° 角，力量柔和，不能单方向旋转。

6. 钩翼是钻骨深度的标尺，用力过猛致钩翼进入骨内，造成事故。

7. 退针时反向用力要协调，首先将针退出骨质，再退出软组织。

8. 术后的局部按压不少于 5min，将患者移出治疗室后，徒手按压不少于 15min。

9. 如损伤外耳道、内耳、骨骼等，及时抢救。

八、预防

1. 术前抗凝治疗其他疾病的患者，凝血功能必须正常，注意术中出血。

2. 术后常规使用抗聚或抗凝剂 3～5 天，预防术后肺栓塞。

3. 术后可使用抗生素 3～5 天，防术后感染。

4. 术后防头部震动。

九、病案举例

顽固性耳鸣耳聋

赵某，女，54 岁，天津南开人。

初诊：2019 年 12 月 20 日。

主诉：间断性耳鸣耳聋 10 年，加重 1 月余。

现病史：患者双耳间断耳鸣耳聋，反复发作 10 年，右重于左，无明显头晕恶心，与体位变化无明显关系，经当地医院检查除外耳石症，经药物、理疗、激素等治疗无效，且渐进性加重，耳鸣时间延长，时有耳后疼痛。近 1 个月耳鸣加重，影响睡眠，听力下降明显，需佩戴助听器。患者性情急躁，无明显体重下降。

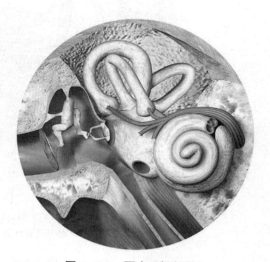

图 5-6-2　耳生理解剖图 1

检查：双侧翳风穴压痛，双侧耳后乳突骨深压痛，舌暗红，苔薄白，脉弦涩。

辅助检查：血常规、尿常规、心电图无异常。

解剖示意：见图 5-6-2、图 5-6-3、图 5-7-4。

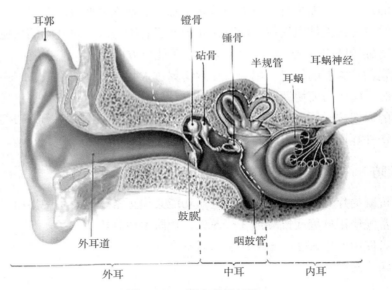

图 5-6-3　耳生理解剖图 2

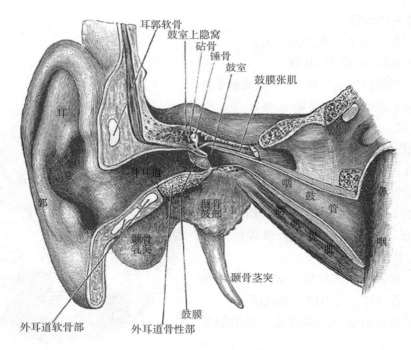

图 5-6-4　耳生理解剖图 3

　　分析：患者为中老年女性，平素情绪易怒，肝郁气滞，加之久病生瘀，血瘀气滞，引发耳鸣耳聋，时有耳后疼痛，痛处固定，夜间加重，符合乳突骨内高压引发的耳鸣耳聋。

　　诊断：耳鸣、久聋（中医）；乳突骨内高压症（西医）。

治则：放血排瘀，活血聪耳。

治法：钩活骨减压术。

选穴：耳后乳突钩活骨减压穴。

针具：一次性使用钩活术钩鍉针刺探针（GJ-04）。

操作：行钩活骨减压术常规操作。成功抽吸 2mL 气体（图 5-6-5、图 5-6-6）。

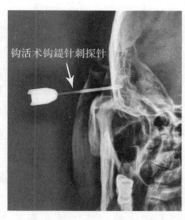
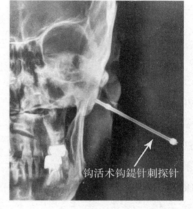

图 5-6-5　C 型臂透视下右乳突钩活骨减压图 1　　　图 5-6-6　C 型臂透视下右乳突钩活骨减压图 2

给予 30min 钩活骨减压术治疗，患者双耳耳鸣明显减轻，耳聋好转。嘱其注意休息，7 日后复诊。

二诊：2019 年 12 月 28 日复诊，患者无耳鸣，耳聋明显好转，无须助听器辅助听力。嘱其注意休息，平素加强体育锻炼。

随访：2020 年 12 月 28 日电话随访，患者 1 年内无耳鸣，听力基本恢复正常，无其他不适。

【按语】此病例系内耳道骨性结构退变甚至变形，致骨内压力增高，压迫或刺激前庭和耳蜗中的听神经，导致耳鸣耳聋。内耳道为骨性结构，骨内高压释放至颞骨乳突，故查体可见耳后乳突压痛。通过耳后乳突钩活骨减压术，放血通络，可间接减轻内耳骨性结构内压力，前庭和耳蜗听神经周围环境得到改善，耳聋和耳鸣症状得到治疗，一次治愈。此患者在今后的日常生活中需避风寒，慎劳作，强体质，防复发。

参考文献

［1］王国强．中医医疗技术手册（2013普及版）［S］．北京：国家中医药管理局，2013.1：235–270．

［2］魏玉锁，魏乐．钩活术技术标准：钩活骨减压术操作规范（T/CARDTCM 007—2022）［S］．北京：中国中医药出版社，2022.8：15–26．

［3］魏玉锁，魏乐．钩活术技术标准：一次性钩活术钩鍉针使用标准（T/CARDTCM 008—2022）［S］．北京：中国中医药出版社，2022.8：27–43．

［4］魏玉锁，魏乐．钩活术技术标准：中医微创钩针（钩活术）技术感染与控制指南（T/CARDTCM009—2022）［S］．北京：中国中医药出版社，2022.8：45–52．

［5］魏玉锁．中医微创钩活术（钩针）技术诊疗方案和临床路径［S］．北京：中国中医药出版社，2020.8：8–122．

［6］魏玉锁．中华钩活术基础理论与专用钩鍉针［M］．北京：中国中医药出版社，2022.1：96–158．

［7］魏玉锁．中华钩活术钩鍉针治疗颈胸椎退变性及软组织疾病［M］．北京：中国中医药出版社，2022.6：64–68．

［8］魏玉锁．中华钩活术钩鍉针治疗腰骶椎退变性及软组织疾病［M］．北京：中国中医药出版社，2023.8：17–40．

［9］刘炯，安洪．骨内高压症的研究现状和进展［J］．中国骨与关节损伤杂志，2008，23，（4）：350–351．

［10］王毅，马志辉，张彦伟，等．经皮经椎弓根钻孔减压术治疗椎体骨内高压致腰背疼痛效果观察［J］．现代仪器与医疗，2015，21（3）：100–102．

［11］李宏宇．骨内高压症的研究现状和进展［J］．广西医学，2005，27（1）：87–90．

［12］张毓洲，许露玫，许振华．正常与骨内高压下骨髓微循环冷冻割断扫描电镜观察［J］．中华骨科杂志，1999，19（5）：305–307．

［13］孙刚，王永锡．骨内高压在骨性关节炎发病中作用探讨［J］．中华骨科杂志，1991，11（5）：374–376．

［14］UCHIO Y，OCHI M，ADACHI N，et al.Intrasseous hypertension and venous congestion in osteonecrosis of the knee［J］.Clin Orthop，2001，384（3）：217–223．

［15］金成文，陆洪英，刘跃春，等.影响家兔胫骨上端骨内压的因素［J］.山东生物医学工程，2000，19（1）：48.

［16］LINDBLAD B E，NIELSEN L B，JESPERSEN S M，et al．Vasoconstriction action of neuropeptied Y in bone. The porion tibia perfusion in vivo［J］.Acta Orthop Scand，1994，65（6）：629-634.

［17］陆洪英，金成文，王益光，等.骨内高压发生机制的实验研究［J］.潍坊医学院学报，2001，23（4）：301-303.

［18］吴珊鹏，孔抗美，王新家.股动脉外膜交感神经网剥脱切除对骨内高压血液流变学的影响［J］.中华实验外科杂志，2004，21（9）：97-98.

［19］吴珊鹏，孔抗美，王新家.股动脉外膜交感神经网剥脱切除对骨内高压超微结构的影响［J］.中华实验外科杂志，2004，21（8）：92-93.

［20］崔全军，许振华，刘保民，等.骨内高压减压前后血液流变学状态实验研究（简报）［J］河南医学研究，1992（1）：18-19.

［21］郑召民，许振华.骨内高压与活血化瘀［J］.中国中医骨伤，1994，2（3）：43-47.

［22］史俊芳，王意南，邓运明等.彩色多普勒超声对兔膝骨性关节炎诊断及治疗的实验研究［J］.中国医学影像技术，2002，18（8）：743-745.

［23］张伯昭.骨内高压研究现状［J］.中医正骨，1999，11（9）：51-52.

［24］SCHNEIDER U，BREUSCH SJ，THOMSEN M，et al.A new concept in the treatment of anterior knee pain：patellar hypertension syndrome［J］.Orthopedics，2000，23（6）：581-586

［25］郑召民，许振华，张玉玲，等.川芎对骨内高压状态下血液流变学的影响［J］，中国骨伤，1996，9（6）：12-14，64-65.

［26］杨芳炬，郑有顺，李东晓，等.参附注射液的微循环作用研究［J］.生物医学工程学杂志，2003，20（1）：91-94.

［27］GAO T.An experimental study on treatment of osteoarthritis with herbal compound capsule［J］.Chin Med Mat，2002，25（10）：729-730.

［28］王济纬，史炜镔，杜宁.手法治疗实验性膝骨关节炎的血流动力学研究［J］.中国骨伤，1997，10（6）：13-15，64-65.

［29］唐旭升，杜宁.手法治疗大鼠膝骨关节炎的超微结构研究［J］.中国中医骨伤科杂志，2001，9（2）：7-10.

［30］陈巧凤，吴珊鹏.骨内高压症的发病机制及诊断治疗［J］.医学综述，2005，13（9）：701-702.

［31］蒋春亭，蒋丽平，蒋丽君.应用骨膜医学治疗内脏绞痛的研究［J］.中国中医药信息杂志，1998，5（10）：52-53.

［32］唐逸文，黄炳峰，苏芳庆.物理性刺激对骨膜软骨生成的影响［J］.中华创伤骨

科杂志，2006，8（10）：903-907.

［33］王力民，汤慧. 骨性关节炎患者关节囊滑液 MMP-3、PGE$_2$检测的临床意义［J］. 放射免疫学杂志，2010，23（1）：59-61.

［34］翁其彪，王宏隽，陈玲珍，等. 颅高压及颅脑外伤的高压氧治疗［A］. 中华医学会高压氧分会. 中华医学会第十五次全国高压氧医学学术会议论文汇编. 成都：中华医学会高压氧医学分会.2006：125-128.